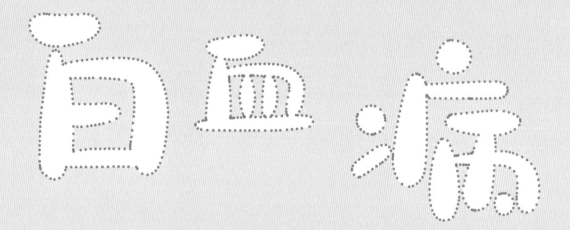

U0284298

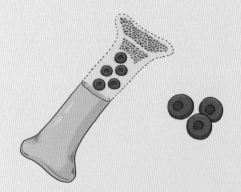
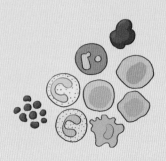

·季加孚· ·张 宁·　　肿瘤科普百科丛书
总主编　　执行总主编

白血病

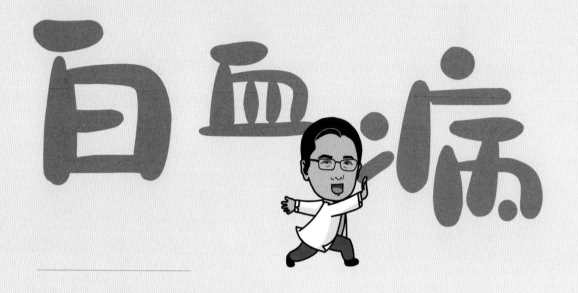

主　编　张晓辉
副主编　王　昭　牛　挺

人民卫生出版社
·北 京·

编 者（按姓氏笔画排序）

马洪兵　四川大学华西医院
王　昭　首都医科大学附属北京友谊医院
牛　挺　四川大学华西医院
邓　姝　浙江省中医院
付　蓉　天津医科大学总医院
宁　婧　宁夏医科大学总医院
刘　林　重庆医科大学附属第一医院
刘巧雪　中国医学科学院血液病医院
阮　敏　安徽医科大学第一附属医院
李　剑　中国医学科学院北京协和医院
李小平　陆军军医大学第二附属医院
李文倩　青海省人民医院
杨同华　云南省第一人民医院　昆明理工大学附属昆华医院
何　云　北京大学人民医院
沈建平　浙江省中医院
沈恺妮　中国医学科学院北京协和医院
张　曦　陆军军医大学第二附属医院
张加敏　重庆医科大学附属第一医院
张晓辉　北京大学人民医院
郝山凤　天津医科大学总医院
修　冰　上海市同济医院
姜中兴　郑州大学第一附属医院
徐才刚　四川大学华西医院
唐文娇　四川大学华西医院
桑丽娜　郑州大学第一附属医院
戚嘉乾　苏州大学附属第一医院
崔丽娟　宁夏医科大学总医院
梁爱斌　上海市同济医院
韩　悦　苏州大学附属第一医院
曾庆曙　安徽医科大学第一附属医院
解友邦　青海省人民医院
裴　强　云南省第一人民医院　昆明理工大学附属昆华医院
魏　娜　首都医科大学附属北京友谊医院
魏　辉　中国医学科学院血液病医院

秘　书　朱晓璐　北京大学人民医院

· 4 ·

《肿瘤科普百科丛书》编写委员会

总 主 编　季加孚

执行总主编　张　宁

编　　　委　（按姓氏笔画排序）

健康是促进人全面发展的必然要求，是经济社会发展的基础条件，是民族昌盛和国家富强的重要标志。人们常把健康比作 1，事业、家庭、名誉、财富等就是 1 后面的 0，人生圆满全系于 1 的稳固。目前我国卫生健康事业长足发展，居民主要健康指标总体优于其他中高收入国家平均水平，健康中国占据着优先发展的战略地位。但随着工业化、城镇化、人口老龄化进程加快，中国居民生产生活方式和疾病谱不断发生变化。心脑血管疾病、癌症、慢性呼吸系统疾病、糖尿病等慢性非传染性疾病导致的死亡人数占总死亡人数的 88%，这些疾病负担占疾病总负担的 70% 以上。了解防控和初步处理这些疾病的知识，毋庸置疑，会降低这些疾病的发生率和死亡率，会降低由这些疾病导致的巨大负担。

我国人口众多，人均受教育水平较低，公众的健康素养存在很大的城乡差别、地区差别、职业差别，因此公众整体的健康素养水平较低。居民健康知识知晓率低，吸烟、过量饮酒、缺乏锻炼、不合理膳食等不健康生活方式比较普遍，由此引起的疾病问题日益突出。《"健康中国 2030"规划纲要》中指出，需要坚持预防为主，深入开展爱国卫生运动，倡导健康文明生活方式，预防控制重大疾病。这是健康中国战略的重要一环，需要将医学知识、健康知识用公众易于理解、接受和参与的方式进行普及。这种普及必须运用社会化、群众化和经常化的科普方式，充分利用现代社会的多种信息传播媒体，不失时机地广泛渗透到各种社会活动之中，才能更有效地助力健康中国战略。

据统计，中国每天有 1 万人确诊癌症，癌症是影响人民身体健康的重要杀手之一。在众多活跃于肿瘤临床一线、热衷于为人民健康付出的专家们的支持和努力下，通过多次研讨，我们撰写了这套《肿瘤科普百科丛书》，它涵盖了我国最常见的肿瘤。我们在吸取类似科普读物优点的基础上，不单纯以疾病分类为纲要介绍，还以患者对不同疾病最关心的问题为中心进行介绍。同时辅以更加通俗的语言和图画，描述一个器官相关的健康、保健知识，不但可以使"白丁"启蒙，还可以使初步了解癌症知识的人提高水平。

最后，在此我衷心感谢每一位主编和编委的支持和努力，感谢每位专家在繁忙的工作之余，仍然为使患者最终获益的共同目标而努力，也希望该丛书能够助力健康中国行动。

季加孚

北京大学肿瘤医院　北京市肿瘤防治研究所

2022 年 4 月

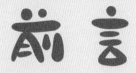

前　言

　　健康是促进人的全面发展的必然要求，是经济社会发展的基础条件，是民族昌盛和国家富强的重要标志，也是广大人民群众的共同追求。党和国家历来高度重视人民健康，坚持以人民为中心的发展思想，把健康摆在优先发展的战略地位，推进健康中国建设，坚持预防为主，推行健康文明的生活方式，营造绿色安全的健康环境，减少疾病发生。白血病是影响人民健康的重大疾病，目前有化疗、造血干细胞移植、靶向治疗等多种治疗手段。随着对白血病生物靶点的研究，白血病已进入精准靶向治疗时代。白血病患者预计 5 年生存率可达 60%~90%。为积极响应国家"健康中国 2030"战略号召，《肿瘤科普百科丛书——白血病》作为丛书之一，以问答的形式，深入浅出地从读者的角度系统地阐述了白血病相关的防治知识及最新诊疗进展，提高人们对白血病的认识，帮助人们选择正确的生活方式，开展有利的预防措施；帮助人们了解白血病早期症状，即使发生白血病也能在早期阶段发现它；帮助患者正确对待治疗，接受合理的治疗措施以及术后康复措施，从而真正达到"三早"，即早期发现、早期诊断、早期治疗的目的。

　　本书邀请国内多名白血病领域重磅级专家共同编写，从多方位为读者提供科学、权威、实用的白血病知识，用专业经验为广大患者提供最真实的就诊指导。本书从血液的功能，白血病的临床表现、分型和诊断，儿童及老年白血病，骨髓增殖性肿瘤，白血病的化学药物治疗、造血干细胞移植治疗，白血病患者的康复等多方面为广大读者答疑解惑。书中涉及的医学基础知识遵循国际、国内指南规范，包含最前沿的诊疗进展，希望唤醒老百姓面对白血病的健康管理意识，提高广大肿瘤患者自我健康管理的能力，真正把健康知识送给每一个人。

张晓辉

北京大学人民医院

2022 年 4 月

目录

一、神奇的血液

　　血液是人体的生命之河，涌动于身体的各个部位。人与人之间的血液既是相似的，又是独特的；血液内的各个成员既各司其职又相互协作，为机体提供能量、抵御外侵、修复伤害、维持稳态。本部分就带大家领略一下血液的神奇魅力。

1. 什么是血液，血液有什么功能

　　血液是流动于人体心血管内的红色液体，是人体内非常重要的组织器官。人体内血液的重量占据体重的 8% 左右。假设一个人的体重为 60kg，那么他 / 她体内的血液大概在 4.8L 左右。血液没有任何形状，在血管内川流不息地流动，携带着氧气、营养物质、多种细胞成分从而完成机体重要的运输、修复和防御功能。简单来说，血液主要包含红细胞、白细胞、血小板三大细胞成分和血浆。①红细胞负责接收从肺脏吸收的氧气，输送到全身的数十亿个细胞，再把细胞新陈代谢出的二氧化碳送回肺脏排出体外。当发生贫血时，红细胞数量、质量出现下降，血液携带氧气的功能大打折扣，也就容易出现喘息、劳累等症状。②白细胞具有抵抗外来病菌的防御作用。例如感冒咽痛时，咽部出现感染，血液携带着大量白细胞到达此部位，白细胞释放抗体，杀伤、吞噬大量微生物，同时白细胞还能清除衰老死亡的细胞，保护机体抵御一切有害物质。③血小板具有止血、修复创面的作用。当身体出现外伤时，血管发生破裂，如果没有血小板的存在，人体将会大量出血，导致失血危及生命，这时，血小板跟随血液聚集到破坏的血管周围，像补片一样补贴在出血部位，很快出血就止住了。④血浆中含有丰富的营养物质、凝血因子和激素等。由消化道吸收的营养物质，经由血浆送到身体各个部位，同时组织代谢出的各种废物再由血液送到肾脏排泄，完成机体正常的生理代谢功能。内分泌器官分泌的激素，依靠血液输送到达相应的靶器官。此外血液还负责维持着体内水、酸碱性、电解质和体温的平衡，调节体液代谢。

2. 造血器官有哪些

造血器官，顾名思义是指能够生成并支持造血细胞分化、发育、成熟的组织器官，包括骨髓、肝脏、脾脏、胸腺、淋巴结、胚胎及胎儿的造血组织。人在不同的生长发育时期，造血器官是不一样的，造血部位会发生一系列规律的迁移。人在母亲子宫内还是个胚胎的时候，就已经开始造血，1~2个月的胎儿，其造血细胞来源于卵黄囊，故卵黄囊为其造血器官。2~5个月的胎儿，卵黄囊退化，肝脏取代卵黄囊的造血功能，成为主要的造血场所，此阶段还有脾脏、淋巴结、胸腺等处参与造血，胸腺是最早的中枢淋巴器官，参与淋巴细胞的生成，直到青春期后胸腺逐渐萎缩。胎儿从第5个月开始肝脾造血功能逐渐减退，骨髓造血逐渐增加。婴儿出生离开母体后，骨髓成为造血的主要部位，也是终生造血场所。骨髓是一种海绵样、胶状的脂肪性组织，封闭在坚硬的骨髓腔内，它能产生红细胞、白细胞、血小板等各种血细胞。骨髓分为红骨髓（造血细胞）和黄骨髓（脂肪细胞）两部分。红骨髓是有活跃造血功能的骨髓，骨髓造血在开始时分布在全身骨骼，4岁以后能造血的骨髓越来越少，到了18岁左右仅剩下脊椎骨、髂骨、肋骨、颅骨、胸骨、长骨近端的红骨髓能造血，但是已经能够满足人体的需要，只有在造血需要量增加的时候，肝脏和脾脏才再次参与造血，弥补骨髓造血的不足，发生所谓"髓外造血"。

3. 血细胞是如何生成的

血细胞是存在于血液中的细胞，主要包括白细胞、红细胞和血小板三大类，能够随血液的流动遍及全身。在机体的生命过程中，每天都有一部分衰老的血细胞被破坏，同时又有一部分新生的血细胞进入血液循环。那机体是如何不断补充新的血细胞而永不枯竭的呢？血细胞的生成可分为出生前造血和出生后造血两大阶段。出生前造血又分为卵黄囊造血期、肝造血期和骨髓造血期。出生后，骨髓担负着终生造血的全部责任，其中红骨髓又挑起了造血重任的"大梁"。黄骨髓虽不造血，但仍保持造血的潜能，当有需要的时候，黄骨髓可转变为红骨髓进行造血的工作。红骨髓里居住着造血干细胞，是血细胞发育的重要场所。造血干细胞是形成各种血细胞的种子，历经从原始、幼稚到成熟三个阶段，"繁衍"出成千上万同宗同源，但不同型、不同功能的"兄弟"。血细胞的生成不仅"种子"必不可少，还需有"土壤"的参与，也就是正常的造血微环境和调控因子，它们可以影响或诱导造血细胞的生成。血细胞经过一系列的增殖、分化和成熟，变为具有特定功能的终末血细胞，最后释放到血液中成为循环血细胞。由于各种血细胞寿命有限，红细胞平均寿命为 120 天，白细胞寿命长短不一，血小板平均寿命为 10 天，因此正常成年人每天每千克体重需要补充 $1×10^9$/L 以上新的血细胞，以满足机体需要。简而言之，血细胞的生成是造血干细胞逐步分化形成各类血细胞的动力平衡过程，保持血液系统的稳态。

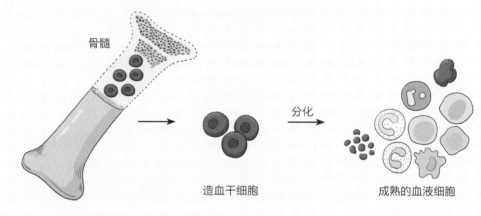

图 1　血细胞的生成

4. 血液中包含哪些成分

血液在人体中循环不息。健康人的血液大约有 4 000~6 000ml，大约是两大桶可乐那么多。血液中包含的物质丰富多样，与我们的健康息息相关。那么血液中都包含哪些成分呢？血液由两大部分组成，其中 50%~60% 是血浆，40%~50% 是血细胞。①血浆是什么？简单地说，血浆是一种水溶液，其中 90% 以上是水，这样血液才能有顺畅的流动性，流遍我们的全身。血浆中溶解了许多蛋白、电解质、小分子有机物、气体等。比如我们熟悉的白蛋白、钙离子、营养元素、人体代谢产生的废物、氧气、二氧化碳等，都溶解在血浆里面，随着血液流动运送到该去的地方。所以，当我们看病的时候，可以通过抽血，看看是不是有缺氧、缺钙、肾脏出现问题代谢产物排不出去等等问题。小小的一管血常常可以反映身体的大问题。②血细胞是什么？血浆中携带着大量的血细胞，有红细胞、白细胞和血小板。红细胞里面包含了血红蛋白，血红蛋白可以用来评价有没有贫血。白细胞家族成员比较多，健康人的外周血里面有中性粒细胞、淋巴细胞、单核细胞、嗜酸性粒细胞、嗜碱性粒细胞。当我们发现白细胞有问题的时候，还需要细细地区分是哪种白细胞导致的。血小板的个头比红细胞和白细胞都要小，主要负责帮助我们止血。血液中包含的物质都是有定数的，过多或者过少都会使人"生病"。举个例子，如果红细胞太多了，那么可能是真性红细胞增多症，这样的患者容易出现血栓，比如心肌梗死、脑梗死。如果红细胞太少了，那么就出现贫血了，这样的患者容易出现缺氧的症状，比如乏力、心慌、注意力不集中等。

5. 红细胞有什么功能，正常值是多少

（1）红细胞是我们体内血液中数量最多的细胞。①红细胞内主要含有血红蛋白，血红蛋白就像运输车一样，血液中氧气与血红蛋白结合，形成氧合血红蛋白进行运输。血液中的二氧化碳则以氨基甲酰血红蛋白等形式存在。在红细胞内酶的催化下，完成细胞内外氧气和二氧化碳的交换。但是红细胞对一氧化碳的亲和力远远高于氧气，当煤气中毒时，空气中一氧化碳含量明显升高，影响红细胞运输氧气的能力，甚至危及生命，所以当屋内使用燃煤等，一定要注意通风换气。②红细胞内含有多种缓冲对，对体内的酸碱平衡具有一定的缓冲作用。③红细胞还具有一定的免疫功能，红细胞可以通过膜上的 C3b 受体，与免疫复合物结合，清除免疫复合物，增强巨噬细胞吞噬作用。

（2）红细胞在血液中的寿命约为 120 天，大部分衰老的红细胞会被巨噬细胞吞噬破坏。人体每天不停地进行着衰老的红细胞的破坏与新的红细胞的生成，从而使红细胞数量维持在正常范围［成年男性（4.0~5.5）×10^9/L，成年女性（3.5~5.0）×10^9/L］。红细胞需要足够的铁、叶酸、维生素 B_{12}、蛋白质的供应，才能维持正常的功能，否则身体会出现头晕、乏力、面色苍白等贫血症状，海平面地区，成年男性血红蛋白低于 120g/L，成年女性血红蛋白低于 110g/L，孕妇血红蛋白低于 110g/L 可诊断贫血，所以要注意均衡饮食。

6. 白细胞有什么功能，正常值是多少

（1）白细胞俗称"白血球"，它们通过吞噬和产生抗体等方式来抵抗、消灭外来入侵的细菌、病毒，同时也能清除自身衰老、癌变的细胞，是我们"机体的卫士"。白细胞是一个庞大的血细胞家族，包括粒细胞、淋巴细胞和单核细胞三大类，其中粒细胞又分为中性粒细胞、嗜酸性粒细胞和嗜碱性粒细胞。其中中性粒细胞占白细胞绝大多数。①若有化脓性的细菌入侵免疫系统的第一道防线或者出现炎症时，中性粒细胞就会被细菌入侵部位或者炎症部位的趋化

性物质吸引过去。它们形成的细胞毒能够破坏细菌和附近组织的细胞膜。②中性粒细胞内有很多溶酶体酶，可以分解细胞内的细菌或者组织碎片。它会将入侵的细菌包围在一个局部，然后再消灭，这样可以避免病原微生物进一步在体内扩散。但是中性粒细胞在解体时，释放的溶酶体酶类将会溶解周围的组织而导致脓肿。③中性粒细胞的细胞膜还会释放出花生四烯酸的不饱和脂肪酸，与酶作用下会释放如血栓素和前列腺素等的旁分泌激素物质，可以调节血管口径和通透性，也会造成炎症反应和疼痛，并会使血液凝固受到影响。

（2）白细胞约占人体内血容量的 1%，不同年龄阶段的白细胞计数会有所差异，男女无明显区别，成人正常参考值范围（4~10）×10^9/L，儿童（5~12）×10^9/L，新生儿（15~20）×10^9/L。

7. 血小板有什么功能，正常值是多少

血小板是从骨髓中巨核细胞脱落下来的小块胞质，每个巨核细胞可产生 300~4 000 个血小板。血小板的寿命平均为 7~14 天。

（1）血小板的主要功能是凝血和止血作用，修补破损的血管。当人体受伤流血时，血小板就会成群结队地在数秒钟内奋不顾身扑上去封闭伤口以止血。血小板和血液中的其他凝血物质——钙离子和凝血酶等，在破损的血管壁上聚集成团，形成血栓，堵塞破损的伤口和血管，血小板还能释放肾上腺素，引起血管收缩，促进止血。血小板还有保护血管内皮、参与内皮修复、防止动脉粥样硬化的作用。

（2）正常人血液中血小板计数为（100~300）×10^9/L。妇女在月经期可减少 50%~75%，幼儿含量稍低。血小板约 2/3 在末梢血循环中，1/3 在脾脏中，并在两者之间相互交换。血小板减少可引起出血时间延长，严重损伤或应激状态可发生出血。当血小板计数 <50×10^9/L 时，轻度损伤可引起皮肤黏膜出血，手术后可以出血；当血小板计数 <20×10^9/L 时，常有自发性出血。一般认为，当血小板计数 <20×10^9/L 时，需要预防性输入血小板。如果血小板计数 >50×10^9/L，且血小板功能正常，则手术过程不至于出现明显出血。而血小板过多会形成血栓，不易于血液流动。

8. 血浆有什么功能

血浆是血液的重要组成部分，呈淡黄色液体，其中水分占 90%，其他 10% 以溶质血浆蛋白为主，并含有电解质、营养素、酶类、激素类、胆

固醇和其他重要组成部分。血浆蛋白是多种蛋白质的总称，主要包括白蛋白和球蛋白。血浆在人体中具有非常重要的功能。血浆中含有白蛋白，白蛋白在维持血浆胶体渗透压方面，起着非常重要的作用；血浆中存在缓冲体系，参与维持血液酸碱平衡；血浆可以运输营养和代谢物质，血浆中含有多种营养物质，这些营养物质可通过血浆运输至各个靶器官；此外，血浆蛋白质为亲水胶体，许多难溶于水的物质与其结合变为易溶于水的物质；血浆具有营养功能，血浆蛋白分解产生的氨基酸，可用于合成组织蛋白质或氧化分解供应能量；血浆中含有凝血因子及球蛋白，参与机体凝血和免疫作用。血浆的无机盐主要以离子状态存在，正负离子总量相等，保持电中性，这些离子在维持血浆晶体渗透压、酸碱平衡以及神经 - 肌肉的正常兴奋性等方面起着重要作用。血浆的各种化学成分常在一定范围内不断地变动，其中葡萄糖、蛋白质、脂肪和激素等的浓度最易受营养状况和机体活动情况的影响，而无机盐浓度的变动范围较小。

9. 什么是 ABO 血型

（1）ABO 血型，是目前在临床上应用最为广泛的血型。它的发现归功于一名叫卡尔·兰德施泰纳的奥地利医生。他发现，当一些人的血液与其他人的血液混合时会发生凝集、结块，因此认为人与人之间的血液并非完全相同，而是存在着个体差异。最终他于 1900 年发现人类的 A、B、O 三种血型，并凭借此项开创性的工作，赢得了诺贝尔生理学或医学奖。A、B、O 血型是根据红细胞表面是否含有特异的抗原进行分类。如果红细胞表面含有 A 抗原，就是 A 型血；含有 B 抗原，就是 B 型血；既含有 A 抗原，又含有 B 抗原，就是 AB 型血；既没有 A 抗原，也没有 B 抗原，而含 H 抗原，就是 O 型血。

（2）A、B、O 血型在临床输血中，有非常重要的意义。我们都知道，在输血前必须对患者（受者）和输血者（供者）进行血型鉴定，并进行交叉配对试验。只有输注同种血型的血液才是安全、有效的。如果输注了不同血型的血液，患者就会出现严重的溶血反应，表现为血尿、腰疼、高热，甚至休克而危及患者的生命。但在极其紧急并危及生命的时刻，O 型血可以输入到任何血型的人体内，因此被称作"万能输血者""异能血者"。AB 型血的人可以接受任何血型的血液输入，因此被称作"万能受血者"。需注意的是，不同血型之间的输注，应尽可能小量输注，避免大量输注。需要大量输血的患者，还是接受与自己相同血型的血液为宜。

10. 什么是 Rh 血型

Rh 是恒河猴（Rhesus Macacus）外文名称的头两个字母。兰德斯坦纳等科学家在 1940 年做动物实验时，发现恒河猴和多数人体内的红细胞上存在 Rh 血型的抗原物质，故而命名的。Rh 血型系统是人类的一种血型系统，有阴性与阳性之分。当一个人的红细胞上存在一种 D 血型物质，称之为抗原时，则称为 Rh 阳性。当缺乏 D 抗原时，即为 Rh 阴性，大部分人都为阳性，因此 Rh 阴性血型被称为"熊猫血"。Rh 血型系一般不存在自然抗体，故第一次输血时不会出现 Rh 血型分歧。但 Rh 阴性的受血者接受了 Rh 阳性血液后，可产生免疫性抗 Rh 抗体，如再次输注 Rh 阳性血液，即可发生溶血性输血反应。Rh 血型系统的抗体比较小，可以透过胎盘屏障，如果母体与胎儿血型不合，可引发 Rh 溶血病。如果不进行治疗，大多情况重大患病的胎儿就会发生死亡。Rh 溶血病也可导致新生婴儿黄疸（皮肤、眼睛变黄）、贫血、大脑伤害甚至死亡，但不会影响母亲健康。Rh 血型系统可能是红细胞血型中最为复杂的一个血型系统。Rh 血型的发现，对更加科学地指导输血工作和进一步提高新生儿溶血病的实验诊断和维护母婴健康，都有非常重要的作用。

11. 我的血型和父母有关吗

答案是肯定的。

（1）ABO 血型系统的遗传是单基因决定的。ABO 基因位于 9 号染色体上，有三个主要的等位基因 IA（A）、IB（B）和 i（O）。由于人类染色体是双倍体，一个人通常只能拥有三个等位基因中的两个，分别来自父母双方。这两个等位基因的类型，即血型的基因型，决定了人类血型的表现型。IA 和 IB 对 i 均为显性，IA、IB 间无显隐性关系。故而只有基因型是 ii 的人才有 O 型血，基因型是 IAIA 或 IAi 的人是 A 血型，基因型是 IBIB 或 IBi 的人是 B 血型。而 IA 和 IB 是共显性，因此基因型是 IAIB 的人具有两种表型，即 AB 血型。如果父母双方均为 O 型血，子女必然是 O 型；如果父母有一方是 AB 型血，子女不可能是 O 型；A 型和 O 型血的父母不可能生育 B 型或 AB 型血的子女，B 型和 O 型血的父母不可能生育 A 型或 AB 型血的子女。因此，ABO 血型系统也曾经广泛用于亲子鉴定。

（2）当 Rh+ 的父母同时携带有 Rh- 基因，且同时将 Rh- 遗传给子代时，其孩子即表现为 Rh-。而 Rh 阴性母亲若孕有 Rh 阳性的胎儿，一旦胎儿红细胞上的 Rh 因子由于某些原因进入母体血液（如胎盘剥落引起的流血），会使母体产生抗 Rh

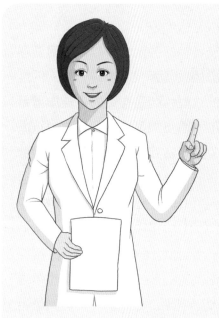

血型遗传规律一览表		
父母血型	子女会出现的血型	子女不会出现的血型
O 与 O	O	A、B、AB
A 与 O	A、O	B、AB
A 与 A	A、O	B、AB
A 与 B	A、B、AB、O	—
A 与 AB	A、B、AB	O
B 与 O	B、O	A、AB
B 与 B	B、O	A、AB
B 与 AB	A、B、AB	O
AB 与 O	A、B	O、AB
AB 与 AB	A、B、AB	O

图 2　血型遗传规律表

抗体，它可经过胎盘进入胎儿循环，使胎儿的红细胞凝集、破坏，这可以导致胎儿的严重贫血，甚至死亡。

12. 我的血型会改变吗

在正常情况下人的血型是终生不变的，但是在一些疾病状态下，血型有可能会发生暂时或者长期的改变。但是一个健康人的血型是不会无缘无故改变的。出现两次血型不一样的情况首先应该考虑会不会是验的不准，应该再重新检测一下。那些血型真的发生神奇改变的案例是什么情况呢？

（1）基因型改变的血型改变：这种血型变异发生在造血干细胞移植后，是因为新的造血干细胞在患者的骨髓里生根发芽，取代了患者原来的造血细胞。比如捐献造血干细胞的供者的血型是 B 型，患者的血型是 A 型，新的造血干细胞在患者体内成活后，患者的血型会从原来的 A 型转变为 B 型。如果新的造血干细胞没有在患者体内成活，那么血型不会完全转变成 B 型，可能会出现仍为 A 型或者又有 A 型又有 B 型的情况。故而移植后血型能否转变也是移植是否成功的评价标准之一。

（2）非基因型改变的血型改变：各种诱因导致红细胞表面血型抗原受到影响会造成暂时性的血型变异。比如某些肿瘤性疾病、严重感染、自身免疫性溶血性贫血、药物等都会对血型抗原的检测产生干扰，但是随着病情的逐渐缓解患者可以恢复到最初的血型。

13. 什么是成分输血

对于成分输血这个名词相信大家并不陌生，在生活中以及多媒体资料中初步了解过，到底成分输血输的是什么？成分输血有哪些优点？有没有不良反应？下面我们介绍下临床中关于成分输血的一些基本知识。

（1）什么是成分输血：成分输血是指用分离技术将全血的各种成分进行分离，分离制成高纯度的血液成分（如血细胞、血浆、血浆蛋白、血小板等），按不同的需要输注相应的血液成分，既节约血液资源，又可避免因输入不必要成分而引起不良反应。

（2）成分输血的优点：成分血的浓度和纯度高、疗效好、不良反应小，可以一血多用，节省血资源。大多数患者并不是因为全血的缺乏而需要输血，只是缺乏血液中的某种成分，例如，血小板减少患者只需输用血小板就行了，而不需要其他成分，如输用全血，不仅会造成浪费，有时还很难达到满意的疗效。反复输用全血，易出现输血反应。

（3）成分输血的种类：主要包括血细胞、血浆、血浆蛋白成分等。①血细胞输注：血小板、富含血小板的白膜、浓缩红细胞、悬浮红细胞、少白细胞红细胞、洗涤红细胞等；②血浆成分：新鲜冰冻血浆、普通冰冻血浆等；③血浆蛋白：白蛋白、丙种球蛋白等。

（4）输血常见不良反应：溶血反应（高热、寒战、心悸、气短），过敏反应（荨麻疹、血管神经性水肿等），肺部合并症可有咳嗽、呼吸困难、气喘、肺炎、肺水肿等。

（付蓉　郝山凤）

二、我的血液出问题了吗

血液病的范围很广，因为血液周游全身。大多数人对血液病的认识来源于影视剧，主角晕倒了或者流鼻血，发现得了白血病，然后故事以悲剧结尾，赚足了观众的眼泪。血液病离我们很远，也离我们很近。

在血液科门诊经常听到："大夫，我体检血脂高，吃点什么药？""大夫，血管静脉曲张怎么治？""大夫，我没不舒服，我想知道自己的血型。"等等，听到这样的"主诉"，血液科医生常常哭笑不得，并不是需要抽血或者病名里有"血"的病就属于血液科，那么，问题来了，什么时候需要来血液科就诊？

白血病是本书的重点，后面有非常详细的介绍，这里不多说了。下面我们介绍常见的血液系统疾病。

（一）血液病

1. 什么是血液病

（1）血液病有哪些？人体的造血器官主要是骨髓和淋巴系统，那么造血器官有病的时候就出现血液病，可以是白细胞系统的疾病（如各类白血病），也可以是红细胞系统的疾病（如各类贫血），还可以是血小板系统的疾病（如血小板减少）等。

（2）所有血液病都是恶性的吗？不是所有的血液病都是恶性的，但是白血病是恶性的。白血病是白细胞系统的恶性增生，是恶性疾病。

（3）为什么会得血液病？导致血液病的因素很多，如：化学因素、物理因素、生物因素、遗传、免疫、污染等，都可以成为血液病发病的诱因或直接原因。

（4）血液病有哪些先兆症状？血液病的常见症状有发热、贫血、出血、肝脾或淋巴结肿大。

（5）怎么诊断血液病？常规的血液检查能够发现大部分血液病的蛛丝马迹，但血液病也有疑难杂症，需要血液科医生综合分析、全面考虑才能诊断。一些特殊的血液病，比如白血病之类的疾病，需要骨髓穿刺检查来确定是否是白血病以及是哪一种白血病。但不是只有白血病需要做骨髓穿刺，关于骨髓穿刺的具体内容会在相应部分详细介绍。

（6）那么如何预防或早发现血液病呢？首先要注意家族病史，坚持体检；其次，要尽量减少致病诱因的接触；再次，要注意避免致癌高危因素，如吸烟、酗酒等；最后，保持平和的心态和健康的生活方式。

2. 什么时候需要看血液科医生

血液病的表现多样，有时候首诊科室不一定是血液科，所以早发现、早诊治需要每一个人的配合。当血常规的指标出现多次异常或者出现以下症状时需就诊于血液科。

（1）贫血：出现头晕、身体疲惫、乏力，日常活动后气短心悸、食欲减退、黄疸等。

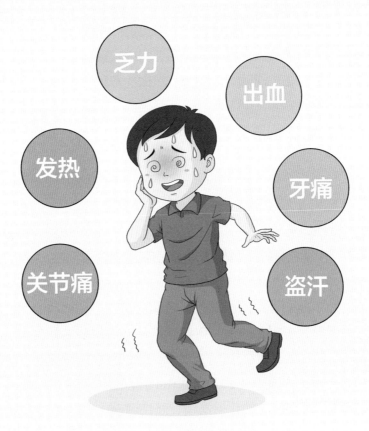

图 3　我的血液出问题了吗

（2）发热：低热、高热、不明原因的发热，反复感染或容易感冒等。

（3）出血：反复出现流鼻血、牙龈出血、呕血、血尿、月经过多、血便、皮肤瘀斑、眼出血、口腔血疱等症状，应该高度警惕是否患了血液病。

（4）淋巴结肿大：如果发现颈部、腋窝、腹股沟等部位出现肿块，且在短时间内增大。

（5）肝脾大：一些明显的肝脾大应考虑血液病的可能。

（6）骨痛：全身多处骨痛、不明原因骨折需要尽早去医院。

（二）红细胞疾病

3. 我常常头晕，是因为贫血吗

头晕是贫血非常常见的一个症状，但头晕并不都是由贫血引起的。头晕的原因大致分为四类：

（1）耳源性：如梅尼埃病、药物引起、晕船、晕车等。

（2）脑源性：一般为脑血管疾病，需到神经内科就诊。

（3）全身性疾病：如血压改变、心血管疾病及各种原因所致的贫血。

（4）其他：如用眼过度、更年期、抑郁症等。

贫血往往可以通过血常规发现，如果存在贫血引起的头晕建议到血液科寻找贫血的原因。

4. 为什么会发生缺铁性贫血

缺铁性贫血是最常见的贫血，以儿童和育龄期女性发病率最高，然而其病因多种多样，慢性失血是最常见的病因。

（1）铁摄入减少和需求增加：为维持铁平衡，饮食铁每日建议摄取量成年男性 5~10mg，女性 7~20mg。摄入减少包括饮食含量不足和吸收障碍。前者常见于长期素食者，后者常见于胃酸缺乏、胃切除术后、慢性萎缩性胃炎及其他胃肠道疾病者。铁需求增加常见于婴幼儿、青少年、月经期女性、妊娠期和哺乳期妇女。

（2）铁丢失过多：失血 1ml 丢失铁 0.5mg。胃肠道慢性失血是男性和绝经后的女性最常见病因，如痔疮、消化道溃疡、恶性肿瘤、裂孔疝、溃疡性结肠炎等。另外，月经过多、过度献血、慢性血管内溶血、出血性疾病亦可引起缺铁。

因此，尽可能去除导致缺铁性贫血的病因，是根治贫血、防止复发的关键所在。

5. 溶血性贫血知多少

溶血性贫血的根本原因是红细胞破坏加速，即红细胞寿命缩短，而骨髓造血功能失代偿。正常红细胞的寿命约 120 天，只有在红细胞的寿命缩短至 15~20 天时才会发生贫血。造成溶血的原因有很多，大致归为两类：一类是遗传性疾病，如遗传球形红细胞增多症、葡糖 -6- 磷酸脱氢酶（G-6-PD）缺乏症、地中海贫血、异常血红蛋白病等，一类是获得性溶血，如自身免疫性溶血性贫血、血栓性血小板减少性紫癜（TTP）、烧伤、人工心脏瓣膜、寄生虫感染、阵发性睡眠性血红蛋白尿等。溶血性贫血除了出现贫血相关症状外，常出现黄疸、脾大。其治疗需结合病因治疗，对于存在病因的应去除病因，免疫因素造成的可应用糖皮质激素，其他可以选择脾切除术、输血。

6. 什么是再生障碍性贫血

再生障碍性贫血（以下简称"再障"）可发生在各个年龄段，男女发病率无明显差异，我国患者群以青少年及老年人居多。再障简而言之是指一类骨髓衰竭性疾病，具体病因不明，有可能在接触苯、除草剂、杀虫剂、长期染发、高能射线或者病毒感染后骨髓造血功能衰竭。常表现为贫血、感染、出血等相关症状。一般需要多部位骨髓穿刺诊断。

再障的治疗应采用综合措施，并根据疾病的严重程度选择治疗方式。对于非重型再障，雄激素是首选治疗药物之一，总有效率为 50%~60%。雄激素联合免疫抑制剂环孢素可提高疗效，治疗期间需监测肝肾功能。而对于重型再障，患者发病急、病情危重、病死率高，应及时积极治疗。对于年龄 <40 岁，有 HLA 相合同胞供者的患者可以首选异基因造血干细胞移植，约 80% 的患者可长期生存。对于不适合异基因造血干细胞移植的患者可采用免疫抑制剂治疗，常用的有抗胸腺细胞球蛋白（ATG）、抗淋巴细胞球蛋白（ALG）和环孢素。如治疗得当，非重型再障多数可缓解甚至治愈。而重型再障预后目前虽有所改善，但仍约 1/3 患者死于感染和出血。

7. 地中海贫血需要治疗吗

地中海贫血是一种珠蛋白生成障碍性贫血，多见于地中海区域、中东、印度以及东南亚地区，是最常见的人类遗传性疾病。国内以西南和华南一带高发，北方少见。结合家族发病情况、检查结果诊断并不困难，但基因诊断可进一步明确分型。

治疗一般需根据类型和病情严重程度决定，主要是对症治疗。静止型或轻型一般不需要治疗。血红蛋白 >75g/L 的轻或中型患者无发育异常，也无需长期输血。重症患者需长期输血治疗，而输血的目的是将血红蛋白维持在 90~100g/L，从而保证患者的正常生长发育和生活质量，防止骨骼畸形。而当输血量逐渐增加、脾大影响到日常生活时可以考虑切除脾脏。异基因造血干细胞移植，对于重型珠蛋白生成障碍性贫血患者，是目前唯一的根治方法。

8. 面如重枣，莫不是红细胞增多

若是穿越到三国，见到关将军，做个血常规化验会不会检测出红细胞增多呢？

当发现红细胞增多时，要做的第一件事是复查红细胞计数。若一过性的升高则是假性红细胞增多症。若持续性高，需排除缺氧等情况，考虑真性红细胞增多

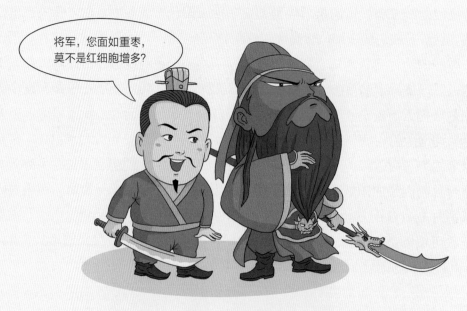

图 4　面如重枣

症（简称"真红"）。

真红是一种克隆性的以红细胞异常增多为主的慢性骨髓增殖性肿瘤，中老年多见，男性稍多于女性。大多数是偶然体检时发现。常有多血质表现，即皮肤红紫，尤以面颊、唇、舌、耳、鼻尖和四肢末端为甚，亦可出现头痛，约25%出现血栓栓塞，少数患者可有出血。

真红的治疗在于使血容量及红细胞容量尽快接近正常，改善症状，减少并发症的发生。放血疗法可在短时间内使血容量降至正常，或者采用红细胞单采术。应用羟基脲、干扰素、JAK2抑制剂治疗亦有一定疗效。真红进展缓慢，患者可生存10~15年以上，主要死亡原因为反复血栓形成、栓塞及出血，部分晚期可转化为白血病或发生骨髓纤维化。

（三）白细胞疾病

9. 白细胞偏低，经常感冒，怎么办

通常所说的白细胞减少是指外周血液白细胞总数减少，低于4×10^9/L。白细胞总数的增多或减少主要受中性粒细胞的数量影响，淋巴细胞数量的较大变化也会引起白细胞总数变化，其他白细胞一般不会引起白细胞总数的变化。

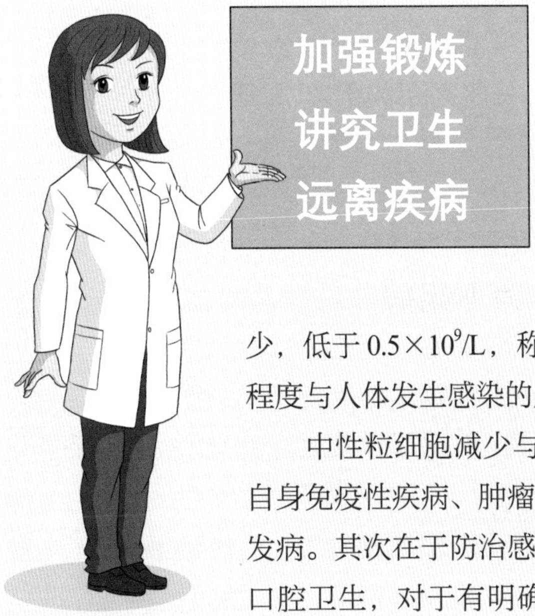

加强锻炼
讲究卫生
远离疾病

白细胞减少，首选需关注中性粒细胞绝对计数，成人低于2×10^9/L，10~14岁儿童低于1.8×10^9/L，10岁以下低于1.5×10^9/L，称为粒细胞减少，低于0.5×10^9/L，称为粒细胞缺乏。而中性粒细胞减少的程度与人体发生感染的风险密切相关。

中性粒细胞减少与放射性、药物、化学毒物接触、感染、自身免疫性疾病、肿瘤等有关。首要治疗应去除病因及治疗原发病。其次在于防治感染，如减少出入公共场所、注意皮肤和口腔卫生，对于有明确感染者应考虑抗感染及升白细胞药物治疗。

图5　防治感染

10. 什么是类白血病反应

类白血病反应是白血病吗？不是。类白血病反应能够治愈吗？大多数可以，因病因而异。

类白血病反应多数表现为外周血白细胞计数增多，涂片可见中、晚幼粒细胞，表现为核左移，骨髓中有时原始细胞会增多，似白血病现象，其本身无特定的临床表现，多继发于其他疾病，如严重感染、中毒、恶性肿瘤、大出血、急性溶血、过敏性休克等。一般原发病去除后，白细胞可恢复正常。

11. 骨髓增生异常综合征是白血病前期吗

很多人可能是第一次听说骨髓增生异常综合征（MDS）这个名词，这是一类起源于造血干细胞的一组高度异质性髓系克隆性疾病，特点是正常的血细胞生成被打断，表现为无效造血、难治性血细胞减少和高风险向急性髓系白血病转化。MDS 多发生于中老年人群，男女比例 1.2∶1，曾接受过化疗或放疗、化学品暴露或接触重金属可能引起 MDS，其临床表现与急性白血病相似。

MDS 有转化为白血病的可能，但不是所有 MDS 一定转化为白血病。

随着医学的进步和发展，人们对 MDS 的了解越来越深入，其分型标准也在随之更新。同样的，MDS 的治疗需根据预后分组情况并结合患者年龄、体能状况、治疗依从性等制订个体化的治疗方案。一般而言，低危 MDS 患者的治疗侧重改善生活质量，而高危 MDS 患者的治疗目标是改善自然病程。异基因造血干细胞移植是目前唯一可能根治 MDS 的方法。

（四）出凝血疾病

12. 月经止不住，是得了不治之症吗

月经止不住不仅会影响心情，还会导致贫血。引起月经不止的常见原因有以下几点：

（1）子宫结构的改变，如子宫内膜息肉、子宫腺肌病、子宫肌瘤、子宫内膜恶变和不典型增生等，可妇科就诊。

（2）全身凝血相关疾病，如血友病、严重肝功能不全。

（3）血小板异常，需血液科就诊。

（4）其他：排卵障碍、子宫内膜局部异常、医源性原因等。

因此，如果出现月经止不住，应积极寻找病因，去除病因为治疗的首要选择。

13. 得了原发免疫性血小板减少症有生命危险吗

血小板在机体正常止血过程中起重要作用，血小板数量减少或功能异常，都可引起机体止血机制异常，发生出血。而原发免疫性血小板减少症，是最常见的出血性疾病。男女发病率相近，育龄期女性发病率高于同年龄段男性，60 岁以上人群的发病率为 60 岁以下人群的 2 倍。一般表现为皮肤黏膜出血，严重者有内脏出血，甚至颅内出血。而原发免疫性血小板减少症的治疗视不同情况而异。若血小板高于 30×10^9/L，无明显出血倾向，可随访观察。血小板低于 20×10^9/L，应严格卧床，避免创伤及服用引起或加重出血的药物。紧急情况可选择输注血小板、丙球冲击治疗、大剂量糖皮质激素。二线治疗可选择 TPO 激动剂、抗 CD20 单抗、脾切除等。大多数预后良好，但易复发，缓解期长短不一。各种感染可加重血小板减少，严重血小板减少患者可因脑或其他重要脏器出血而死亡。

14. 过敏性紫癜严重吗

紫癜是指由血小板数量减少或功能异常、凝血因子缺乏或功能异常及血常规异常等因素引起的血细胞经毛细血管壁渗入皮肤或皮下组织引起的损害。皮损直径大于 10mm 称为皮肤紫癜或瘀斑。而过敏性紫癜是一种常见的血管变态反应性疾病，特点是非血细胞减少性紫癜、腹痛、关节炎、肾炎。皮疹通常略高于皮肤，大小不等，压之不褪色，可融合成片，严重者融合成疱甚至坏死，以四肢远端和臀部多见，关节周围较密集，呈对称性分布，分批出现。多见于儿童和青少年，男性多于女性，春、秋季发病居多。常与感染、食物、药物等致敏因素有关。治疗包括去除诱因、支持治疗、抗过敏及免疫抑制剂治疗。大部分在 2 周内恢复，部分可反复发作，复发间隔时间数周至数月不等。多数预后良好，少数肾炎患者转为慢性，约有 2% 发展为终末期肾炎，预后较差。

15. 血友病怎么防治

血友病是一组由于缺乏凝血因子Ⅷ（血友病A）或Ⅸ（血友病B）所引起的性联隐性遗传性疾病，血友病A较为多见，常见于男性患者，女性患者极其罕见。对于男性患者，其Y染色体正常，故其儿子不会患病，其所有女儿均遗传了病变的X染色体而成为基因缺陷的携带者；而其女儿的子女中，儿子有1/2患病可能，1/2健康，女儿1/2成为携带者，1/2不携带缺陷基因。一般患者的出血症状与血友病类型及相关因子缺乏程度有关。血友病目前无根治方法，因此预防非常重要。血友病的出血一般与损伤有关，应避免剧烈活动或易致损伤的活动、运动及工作。进行遗传咨询，严格婚前检查，加强产前诊断，是减少血友病的重要方法。血友病的治疗以替代治疗为主，可选择纯化的凝血因子、新鲜冰冻血浆、冷沉淀以及凝血酶原复合物。

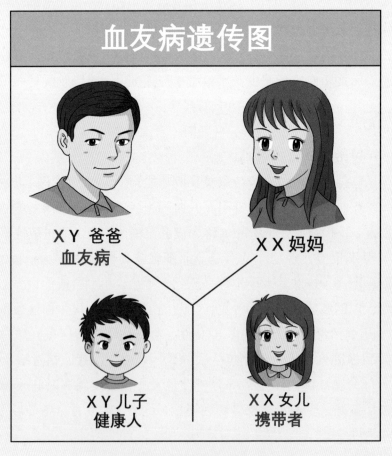

图6 血友病遗传图

16. 弥散性血管内凝血离我有多远

血液从流动的液体状态变成不能流动的胶冻状凝块的过程为血液凝固，简称凝血。弥散性血管内凝血（DIC）是一种以严重出血、栓塞、休克、微血管病性溶血为主要表现的临床综合征。DIC 的发生与许多疾病有关。最常见的是感染，包括革兰氏阴性、阳性菌，真菌，病毒等；其次是病理产科，如羊水栓塞、胎盘早剥、妊娠高血压等；恶性肿瘤如白血病、淋巴瘤等；另外，严重创伤和组织损伤、烧伤、毒蛇咬伤或某些药物中毒也可引起 DIC。生理状态下，血液凝固和纤溶是处于平衡状态的一对矛盾体，无论何种因素导致的 DIC，其发病的关键环节是凝血酶生成失调和过量，并引起进行性地继发纤溶亢进。DIC 诊断不难，结合临床症状及实验室检查可以诊断。DIC 的治疗目的在于最大限度地减少或预防由于过度血液凝固和纤溶亢进导致的血栓形成和出血，包括去除诱因、治疗原发病，支持性止血治疗，肝素应用等。

17. 我的血小板增多为什么会牙龈出血

血小板质和量的改变都可以引起出血症状。

原发性血小板增多症（ET），也称为出血性血小板增多症，是一种以巨核细胞增生为主的造血干细胞克隆性疾病。年发病率（1~2.5）/10 万人，多见于 50 岁以上的中老年人。一般起病隐匿，常因疲劳、乏力、出血、脾大、脑梗死的发现进一步确诊。ET 晚期可向骨髓纤维化或急性白血病进展转化。ET 的血小板虽多但功能不正常，聚集试验中血小板对胶原、ADP 及花生四烯酸诱导的聚集反应下降，对肾上腺素的反应消失，出血时间正常或轻度延长、血块退缩不良，因此常见反复发作的自发性出血。ET 的治疗目的是减少血小板数量，预防血栓和出血的发生。常用的治疗方法有羟基脲、阿那格雷、干扰素 α、血小板单采术等。

（五）其他常见疾病

18. 淋巴结肿大是淋巴瘤吗

淋巴结肿大是血液科非常常见的临床表现，需与感染、免疫、肿瘤性疾病继发的淋巴结病变相鉴别。

（1）淋巴结炎：急性期多有红、肿、热、痛症状，急性期后淋巴结缩小、疼痛消失，慢性淋巴结炎淋巴结质软、扁、可活动。

（2）淋巴结结核：常发生于颈部血管周围，多发性，质地稍硬，大小不等，可有粘连，晚期破溃后形成瘘管，愈合后形成瘢痕。

（3）恶性肿瘤淋巴结转移：一般质硬，与周围组织粘连，不易推动，一般无压痛，多有原发灶表现。

（4）非感染性疾病：如系统性红斑狼疮、干燥综合征、结节病等。

（5）血液系统疾病：急、慢性白血病，淋巴瘤等。

淋巴结肿大一般结合症状、体征可有初步判断，结合淋巴结活检病理可进一步明确是否为淋巴瘤。淋巴瘤通常以无痛性进行性淋巴结肿大为特征表现，可有发热、盗汗等全身症状。按组织病理学改变，分为霍奇金淋巴瘤（HL）和非霍奇金淋巴瘤（NHL）。淋巴瘤的治疗已取得了很大进步，HL已成为化疗可治愈的肿瘤之一。

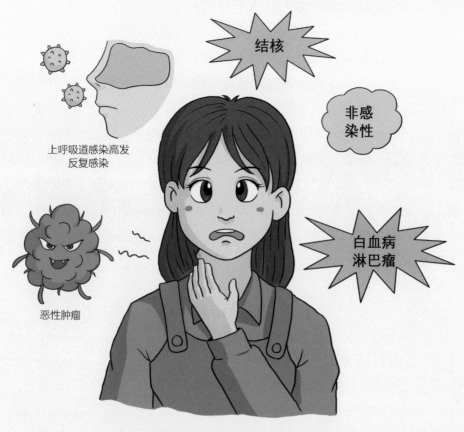

图7　淋巴结为什么会肿大

19. 多发性骨髓瘤容易误诊吗

多发性骨髓瘤（MM）是血液科排名第 2 位的恶性肿瘤，常因初发症状不典型而就诊于骨科、肾内科或因其他原因进行血液检查时发现异常。MM 是一种恶性浆细胞疾病，常见于中老年人，目前仍被认为是一种不可治愈的疾病。MM 常见的临床表现包括骨髓瘤相关器官功能损伤，即"CRAB"症状［高钙血症（C）、肾功能损害（R）、贫血（A）、骨骼破坏（B）］以及继发淀粉样变性等相关表现。对于年轻患者，治疗要以最大限度地延长生命甚至治愈为目的，有条件的行造血干细胞移植。对于老年患者，则以改善生活质量为主。如不进行治疗，进展期 MM 中位生存期仅 6 个月。常规化疗的治疗有效率为 40%~60%，完全缓解率低于 5%，中位生存期不超过 3 年，约 25% 存活 5 年以上，存活 10 年以上的不超过 5%。

（姜中兴　桑丽娜）

三、白血病是癌吗

白血病是很多偶像剧、家庭伦理剧的经典桥段。一对俊男靓女相爱，但一方患上了白血病，另一方与他（她）不离不弃、生死相依；一对夫妻准备离婚，结果小孩被诊断出白血病，夫妻俩不得不再要个小孩，几番周折挽救了一个破碎的家庭……

白血病是癌吗？白血病治得好吗？从字面上看，白血病似乎和癌症没什么关系，但事实上，它确实是一种癌症，俗称"血癌"。我国白血病的发病率约为（3~4）/10万，在所有癌症发病率中排第八位，而在儿童恶性肿瘤中排第一位。白血病的发生让很多人扼腕和惋惜，也让它的治疗成为一件非常有意义的事。近年来，血液病的治疗手段日新月异，靶向药、细胞治疗等新型治疗方式层出不穷，这也为很多白血病患者带来福音。本部分内容将对白血病的基本定义、相关术语和老百姓常问到的问题做个简要介绍和回答。

1. 什么是白血病

白血病是一类造血干细胞恶性克隆性疾病。简单地来说，就是我们的造血细胞因为各种原因从源头上发生基因突变（癌变），导致血液细胞恶性增殖进而造血功能丧失。这些细胞一方面消耗身体的能量，并随血液循环在全身各个器官浸润；另一方面这些细胞不具备正常血细胞功能，无效造血导致出现贫血、出血、感染等症状。

2. 什么是白血病干细胞

白血病干细胞是白血病细胞的一种类型。与所有干细胞一样，它能通过自我更新和无限增殖维持白血病细胞的生命力。白血病干细胞潜伏在体内并长期处于休眠状态，以此逃避免疫系统及传统化疗药物的杀伤，通过常规的化疗手段不能将其消灭。因此白血病干细胞是白血病耐药和复发的根源。

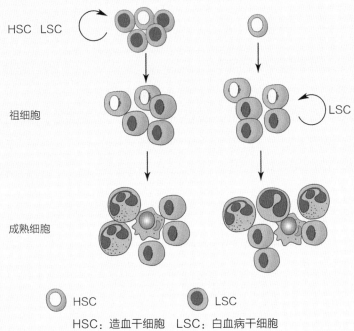

HSC：造血干细胞　LSC：白血病干细胞

图 8　白血病干细胞

3. 白血病离我们很遥远吗

白血病的发病率在（3~4）/10 万左右，从统计概率上看是个小概率事件，白血病似乎离我们很遥远。但一旦被白血病选中，那概率就是 100%，这对每个家庭来说都是沉重的打击。目前我国每年新增的白血病患者达 4 万人左右，并且有逐年增高的趋势。白血病在各个年龄组均可发生，大到 90 岁老人，小到刚出生的婴儿均可能发病，不同年龄阶段的疾病类型和发病概率存在明显差别。

（1）未成年人：儿童和青少年以急性淋巴细胞白血病为多见，占儿童白血病的 70% 左右。急性髓系白血病占儿童白血病的 20% 左右。

（2）成年人：成年人好发急性髓系白血病，随年龄的增长，发病率逐渐增高，发病高峰在 40 岁左右。慢性髓系白血病以中老年多见。

（3）中老年人：慢性淋巴细胞白血病常见于 50 岁以上的中老年人，50 岁以上发病者占比将近 90%，是典型的老年病。

4. 茫茫人海，怎么白血病就选中了我

"为什么会是我？"当白血病降临，这是很多患者最常问医生或是问自己的问题。白血病的致病原因十分复杂，往往是由多个因素共同导致的。

大量研究表明，离子射线、特殊化学物质、遗传因素及病毒感染等因素与白血病的发病相关。

（1）电离辐射因素：放射性物质，如钴、镭、铀等，所释放的射线能造成遗传物质 DNA 断裂和基因重排，最终导致白血病的发生。一次大剂量或多次小剂量辐照均能成为白血病的诱因。第二次世界大战，美国在日本广岛和长崎投放两枚原子弹后，当地幸存者发生白血病的比例明显升高。除了白血病，电离辐射同样导致其他恶性肿瘤发病率的升高。因此，在日常生活中，我们应该注意尽量远离电离辐射源。

（2）化学物质因素：生活中的一些化学物质、重金属等都和白血病的发病息息相关，常见的物质包括装修材料中的甲醛、苯，劣质美白产品中的铅，某些食物中含有的亚硝酸盐等。这些物质能诱发染色体断裂，造成骨髓抑制，最终引起

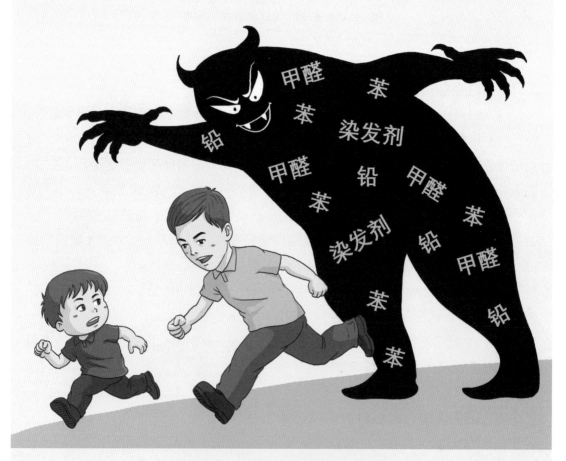

图 9　常见致白血病化学物质

恶性血液系统疾病。此外，部分药物，如氯霉素、保泰松、环磷酰胺、氮芥等都被证实有一定的致白血病作用。

（3）遗传因素：遗传因素是白血病的一个重要病因，但在白血病病因中的占比极低。

（4）病毒感染因素：普通病毒不会引起白血病发生，但是对于一些特殊类型的病毒，如 EB 病毒、人类 T 淋巴细胞病毒等，临床上已明确其与恶性血液病发病相关。

5. 装修、染发等和白血病有关系吗

是的。白血病发病首要具备的条件就是不同原因诱导的造血干细胞基因突变或表观遗传异常，从而引起造血细胞恶性增殖或造血分化紊乱。而这不同原因可包括装修、染发等，尤其是长期接触这类物质的装修工人、建材老板、美发美甲师等，其发病风险远高于正常人群。但是，白血病的发病可能是多个步骤的，并非装修和染了发就一定会患上白血病，也并非患上白血病的患者就一定接触过上述物质。此外，不良生活习惯，如吸烟、酗酒、不规律作息等皆可能成为白血病发病的诱因。

6. 白血病可以预防吗

对于绝大多数人来说，白血病是可以预防的。根据上述导致白血病的主要诱因，我们可以有针对性地进行预防。

（1）防辐射：生活中的辐射来源于医疗照射、地铁安检、电脑辐射以及手机辐射等。其中，地铁、电脑和手机的辐射相对较小，而医疗辐射（尤其是 CT）相对较大。辐射具有累积效应，因此应该尽量控制每年做 CT 的次数，减少看电脑、看手机的时间。

（2）防化学物质：尽量避免接触劣质油漆、橡胶、劣质染发剂；在新装修房子后给予充分通风排气，减少吸入有害气体如甲醛、苯等；避免特殊药物的滥用，如细胞毒类药物、亚硝胺类药物等。

（3）遗传方面：遗传性白血病发生率极低。对于少数家族遗传性白血病，应该做到早发现、早诊断、早治疗。

（4）防感染：预防病毒感染，我们应该做到规律作息，通过体育锻炼增强免疫力，注意饮食卫生等。

7. 白血病会传染吗

我们经常看到白血病患者戴着口罩，有的甚至被"关"起来隔离，那有人不禁要问，白血病会传染吗？白血病是由自身免疫系统和造血功能出现异常而导致的恶性血液系统疾病，不会通过任何传播途径（如空气、接触、血行传播）传播，更不会危害周围人。即使不慎接触到白血病患者的血液，白血病患者的恶性血液细胞也不会再在正常人体内繁殖，因为正常人体的免疫系统会将其排斥掉。因此，我们不必因为担心被传染而对白血病患者敬而远之，相反，我们应该更加关心他们、团结他们，增加他们战胜病魔的勇气和决心。

8. 白血病患者能结婚生育吗

一般来说，白血病患者是可以结婚生育的，但是在生育之前应该慎重。已经怀孕的或计划生育的白血病患者需根据疾病所处的不同阶段做出不同选择。

（1）初诊白血病：在白血病初诊时发现怀孕的女性，一般建议终止妊娠，因

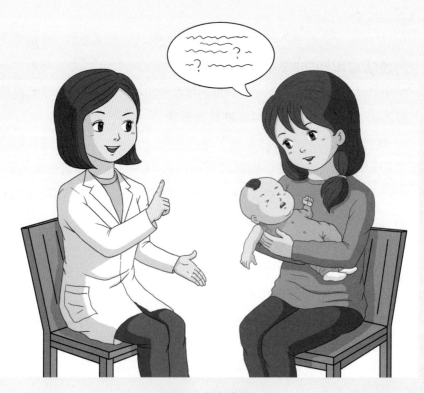

图 10　生育咨询

为继续妊娠可能会诱发疾病恶化，耽误正规治疗进程。部分孕晚期患者在基本情况良好的条件下可以通过剖宫产将小孩提前娩出。尚未生育且有生育需要的男性患者可在治疗前冻存生殖细胞，因为大剂量化疗可能导致生殖细胞畸形。

（2）白血病化疗期间：完整的白血病化疗过程一般在半年到一年不等，化疗期间发现怀孕的女性，一般也建议终止妊娠，因为多数化疗药物具有细胞毒作用，会影响生殖细胞质量，造成胎儿畸形或生长发育障碍。继续妊娠还将导致疾病进展。化疗期间的男性患者也不宜在此阶段生育。

（3）造血干细胞移植后 1 年内：造血干细胞移植后 1 年内患者处于恢复阶段，身体综合素质弱且需要长期使用药物预防排斥，严重影响生殖细胞和受精卵质量。此外，部分患者在此期间还可能出现白血病复发，因此不建议此阶段妊娠。

（4）白血病治愈后：白血病经积极治疗治愈后，一般在停止用药 1 年以上或疾病治愈 5 年以后再考虑生育问题。

9. 我的孩子会得白血病吗，有多大概率

儿童白血病占我国新发白血病的 40%~50%，发生主要与电离辐射、接触化学物质、特殊病毒感染以及遗传相关。大部分白血病是不会遗传的，儿童遗传性白血病仅占很少的一部分，如家族中携带白血病突变基因、近亲结婚等。如果一个家庭中出现两个以上白血病患者，小孩患白血病的概率可能会高一

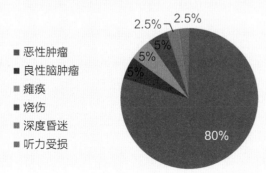

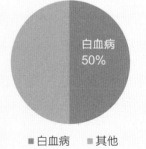

> 少儿重疾理赔中，恶性肿瘤占比最高。

> 而在恶性肿瘤中，又以白血病为头号健康杀手，占比 50%。

图 11　儿童恶性肿瘤发病情况

些。但如果这家人中只有一个老年白血病患者，那孩子发生白血病的概率可能与正常人无差别。此外，妊娠期妇女不良生活习惯，如吸烟、酗酒等，同样可使孩子患病风险增高。

10. 白血病会转移吗

白血病是血液系统的恶性疾病，白血病细胞发育于骨髓腔中，随着血液循环流遍全身各个器官、组织，游走于身体各个部位。因此，白血病是会转移的。当白血病细胞转移至淋巴结会出现淋巴结肿大，当转移至牙龈时会出现牙龈肿胀增生，当转移至肝脏脾脏时会出现肝脾大，当转移至颅内还会出现绿色的粒细胞肉瘤……白血病细胞甚至还可以透过血脑屏障和血睾屏障转移至中枢神经系统和睾丸，这些部位由于特殊生理结构而使药物难以到达，导致疾病的难治及复发。

11. 得了白血病，就等于被"判死刑"了吗

在大多数人的印象中，白血病就是"不治之症"，患上白血病就等于被"判死刑"。然而，随着医疗水平的提高，白血病在治疗上已取得极大的进展。白血病不同分型预后存在很大差异。通过化疗、放疗、分子靶向治疗、细胞治疗、造血干细胞移植等综合性治疗，有相当一部分患者能实现长期无病生存，甚至治愈。因此，当被诊断为白血病后，不必太过消极，应该积极配合医生治疗，保持良好心态。以下是对上述治疗方法的简要介绍。

（1）化疗：化疗是使用特定药物直接杀伤或抑制白血病细胞生长。白血病中常见的化疗药物包括阿糖胞苷、柔红霉素、高三尖杉酯碱、甲氨蝶呤等。化疗药物在杀伤肿瘤细胞的同时也会杀伤自身正常细胞，所以化疗期间会出现掉头发、恶心、呕吐等症状。

（2）放疗：放疗是使用射线全身或局部照射肿瘤负荷高的身体部位，达到消减肿瘤体积的效果。因其不良反应大，目前放疗在白血病治疗中的应用逐步减少。

（3）靶向治疗：分子靶向药物是指以控制肿瘤细胞无限增殖的基因、信号通路、细胞表面分子等为靶点，从而杀伤白血病细胞的药物。常用于白血病的靶向药物如利妥昔单抗、伊马替尼、芦可替尼等。

（4）细胞治疗：细胞治疗技术应用最广泛且最有效的是 CAR-T 细胞治疗技术。CAR-T 细胞治疗是指通过改造、扩增并回输人体 T 细胞，使其在体内靶向杀

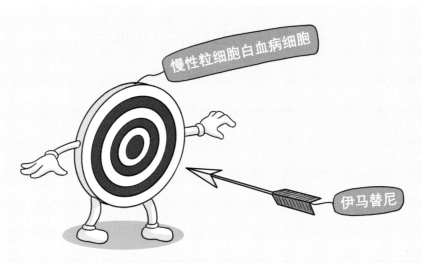

图 12　靶向治疗

伤自身的白血病细胞，实现白血病缓解的一种技术。目前，CAR-T 细胞治疗术在复发难治的急性 B 淋巴细胞白血病治疗上效果显著。

（5）造血干细胞移植：造血干细胞移植是治愈白血病的最终方法之一。主要通过化疗手段清空白血病患者骨髓内的造血干细胞和白血病细胞，尔后采集健康供者的骨髓回输至患者体内，使其在患者体内扩增，从而实现重建白血病患者的造血和免疫系统。

（张曦　李小平）

四、形形色色的白血病

在我们的日常生活中，大家可能都在广播和电视里面听到过"白血病"这个词，紧随其后的多是"癌症，骨髓移植"这些词汇。因此，在血液科门诊，多数患者谈"白"色变。但是，白血病真的都会马上危及生命吗？都需要骨髓移植吗？我想很多人都看过《我不是药神》这部电影，里面的白血病患者应用一种口服药物就可以控制病情，似乎和我们在其他影视剧中看到的有些不一样。其实，白血病分为很多种类型，急性或者慢性，髓细胞或者淋巴细胞，每种类型的白血病从临床表现到治疗都存在一些差异，本部分将为大家概述白血病的分类，并带大家简单认识一下这些形形色色的白血病。

1. 诊断都是白血病，为什么临床表现和治疗不一样

通过上文，我们已经对什么是白血病有了初步的认识。很多病友在一起讨论病情的时候，发现同样是白血病，有的人在吃口服药，有的人在定期输液。有的人治疗过程中脱发，有的人依旧头发浓密。同样都是白血病，为什么治疗方式完全不同呢？这就涉及白血病的分型以及决定分型的两个重要问题，究竟是哪类细胞出现了问题，这些细胞又是在发育的哪一个阶段发生了恶变。

不同类型的白血病临床表现不尽相同，治疗方案也是天差地别。这就好比在一场拳击比赛中，你要分析面对的对手是一个力量型的还是技巧型的，是一个年轻的招数捉摸不定的，还是一个年长的比赛经验丰富的，并根据对手的类型来确定你的比赛策略。

现有的四类最主要的白血病分别为急性髓系白血病、慢性髓系白血病、急性淋巴细胞白血病和慢性淋巴细胞白血病。我们也将在下面的内容中为大家一一讲解。

2. 急性白血病和慢性白血病是根据得病时间长短区分的吗

很多患者不明白什么是急性白血病，什么又是慢性白血病。是不是刚得病时是急性白血病，治了很久就变成了慢性白血病？还是说来势汹汹的

就是急性白血病，病情比较温和的就是慢性白血病？其实上述理解不能说完全没有道理，但的确都不是区分急性和慢性白血病的关键。

我们知道，体内的造血细胞并非处于一个年龄段，而是像这个社会的组成一样，有年幼的细胞，也有成熟的细胞。前者不断发育成长，成为后者，而细胞成熟以后就可以行使各自的使命。如果细胞在非常年幼的阶段就发生了异常，停止了发育，那可想而知后果就是人体内堆积了大量的幼稚细胞，原有的成熟细胞老化后，却没有新的成熟细胞来接替工作，这就是急性白血病的本质。就好比社会人员构成上，只有越来越多嗷嗷待哺的孩子，却没有发挥生产力的成人，那社会的崩塌可能就是一瞬间的事。这也是为什么急性白血病往往病情来势汹汹的原因。

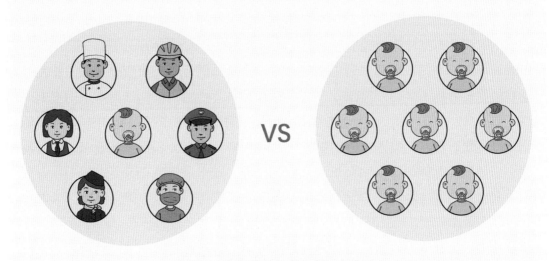

图 13　急慢性白血病肿瘤细胞区别

如果理解了什么是急性白血病，那慢性白血病也就不难理解了。后者细胞发育停滞在比较成熟的阶段，就好比大学停办了，或者说行业罢工了。另一方面，慢性白血病可表现为骨髓内多种细胞成分的过度增殖，可以类比为人口的过度增长。虽然长此以往会对社会造成很不利的影响，但基本的运作还可以勉强维持一段时日。这也就是慢性白血病病情发展相对缓慢的原因。

3. 医生说的急性白血病 FAB 分型和 WHO 分型到底是什么

前面说的急性和慢性只是白血病最粗略的分型。医学工作者们自然不会满足于这样的二分类法。这就有了 1986 年提出的 FAB 分型和 2001 年提出的 WHO 分型，这两种分型方法都主要针对急性髓系白血病和急性淋巴细胞白血病。

（1）FAB 分型：是由法国、美国、英国白血病协作组早年提出的分型标准，国内至今仍采用。很多患者会问"医生，我得的是 M2 吗，会是 M3 吗"，这里出现的"M2""M3"，就源自 FAB 分型。最初，前辈们在显微镜下观察患者骨髓中大量堆积的异常原始／幼稚细胞，发现它们的比例、形态、化学染色结果各有不同。而所谓形态、染色结果不同，其本质无非就是两方面，这是哪一类的原始／幼稚细胞，如粒系的、单核系的还是淋巴系的；以及这是哪一个阶段的原始／幼稚细胞，如原始粒细胞还是早幼粒细胞。基于此，最终急性髓系白血病（AML）被分类为 M0~M7，而急性淋巴细胞白血病（ALL），被分类为 L1~L3。这个分型沿用至今是因为有以下优势。第一，分型高效，一个患者完成骨髓穿刺后，不到 1 小时的时间，有经验的骨髓形态学医生就可以得出大致的 FAB 分型结论，这也就意味着可以对病情危重的患者立刻启动治疗，尤其是接下来我们要介绍的急性早幼粒细胞白血病（M3）的患者。第二，现阶段，急性白血病初治方案依旧主要取决于是 AML 还是 ALL，在 AML 中是 M3 还是非 M3。换言之，FAB 分型在目前来说基本足以提示药物选择方向。第三，FAB 中各个亚类名称简洁明了，通俗易懂，方便医生之间以及医生及患者之间的交流，这一点等我们介绍了 WHO 分型后，大家就会深有体会。

（2）WHO 分型：由世界卫生组织召集世界各地著名的临床血液学家和病理学家共同讨论完成。之所以这个分型方法每隔几年就要更新一次，就是因为它代表着我们对白血病内在遗传学特点的逐步认识。有人会问遗传学特点是什么，其实通俗地讲，就是这些恶变的细胞内部的基因和正常的细胞有什么不同。现代医学讲究精准医疗，所以未来白血病中恶变细胞的遗传学特点决定了采用什么样的个体化的靶向治疗，以及患者的远期预后会如何。相较于 FAB 分型，WHO 分型想要达到的目的就好比在一场篮球赛中，我关注的不是对方球员效力于什么队伍、高矮胖瘦如何，而是这个球员篮板、三分、助攻等等的技术统计数据。尽管 WHO 分型代表着主流趋势，但相较于高效的 FAB 分型，其确认时间往往需要数周。而且以其中一个命名为例，AML 伴 t（8；21）（q22；q22.1），大家不难发现，这属于血液学者之间的交流内容，并不适用医生和患者沟通病情。

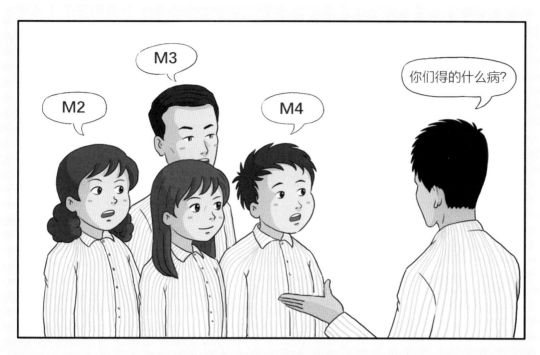

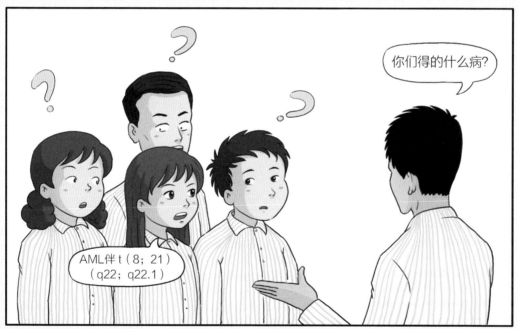

图 14 白血病分型

4. 什么是急性髓系白血病

骨髓内的干细胞往前分化发育主要分为两支，其中一支是髓系，最终衍生出了包括粒细胞、单核细胞、红细胞、巨核细胞、嗜酸性粒细胞等在内的一个大家族，那如果是这个大家族内早期的家庭成员发育出现问题，那产生的就是我们所说的急性髓系白血病（AML）。AML 是成人中最常见的急性白血病类型，中位诊断年龄 67 岁。其临床表现将在后续部分介绍，这里不做赘述。

正因为是前面所说的这样一个大家族，不难理解为什么在 FAB 分型中 AML 可以细分成 M0~M7 这么多种类。但不管是哪一种类，异常的原始细胞都需要在骨髓所有有核细胞中占比≥20%，才可以诊断 AML。而在新的 WHO 标准中，如果原始细胞有某些遗传学特点，那不管比例如何，都可以诊断 AML。这句话的意思就是，如果我们发现某些原始细胞的本质是坏的，那这些细胞是占了 1%，还是50%，还重要吗？

说完了诊断，大家最关心的就是治疗。目前非 M3 的 AML 主流的治疗模式就是阿糖胞苷联合蒽环类药物的诱导化疗，疾病缓解后进行大剂量阿糖胞苷的巩固化疗，并根据化疗缓解的深度和本身的遗传学危险度来决定是否行异基因造血干细胞移植。这段话看起来费解，其实逻辑却很容易理解。首先要给予患者一个强劲的化疗，将肿瘤细胞控制到较低的水平。一旦实现了这个目标，就需要进一步的规律化疗去维持这个良好局面，并将肿瘤细胞打压到最低的数量级。如果不能打压到如此满意的程度，或者说从我们反复说的遗传学特点的角度而言，我们从一开始就预判这些肿瘤细胞不是善类，稍有放松就会东山再起，那这个时候我们就会选择治疗强度更高的异基因造血干细胞移植，去试图治愈疾病。当然，随着我们对疾病遗传学特点越来越深入的了解，未来 AML 的治疗模式肯定将更加靶向化。

5. 我得的会不会是急性早幼粒细胞白血病

细心的读者肯定发现了，从我们前面的文字来看，总是把急性早幼粒细胞白血病（M3）和其他的 AML 割裂开来，可见这个类型一定有它的独特之处。我们也常常遇到患者或者家属期盼地询问我们"得的会不会是 M3"，的确，如果 AML 是个坏消息，那 M3 也许就是坏消息中的好消息。

M3 的全称是急性早幼粒细胞白血病，在 AML 中占 5%~20%。M3 在小于 10 岁的儿童及老年中都较为罕见，成年人中各个年龄段发病率则比较类似。M3 顾名思义，所有的粒细胞停留在了早幼粒细胞这一幼稚阶段，不再继续发育。在显微镜下，这些早幼粒细胞的细胞浆内充满颗粒，有时可以形成一捆捆柴火一样的景象，任何一个骨髓形态学医生看到这样的细胞都会十分警惕。为什么要如此警惕M3呢，前面不是说M3是坏消息中的好消息吗？其实是因为这个病在初期，非常容易扰乱人体的凝血系统，引起患者出血，尤其是危及生命的脑出血、内脏出血。

因而一旦怀疑M3，最重要的就是第一时间启动治疗，同时继续等待遗传学结果的回报，因为几乎所有M3患者都能检测到特征性的*PML/RARA*融合基因，可以作为诊断和疗效监测的重要指标。和其他AML中的化疗药物相比，治疗M3更为特别的是全反式维A酸和三氧化二砷这两个药物。前者主要的作用就是让这些发育停滞的早幼粒细胞继续向前发育，直至成为正常的中性粒细胞，也就是起到"改邪归正"的作用。而后者，其实就是我们中国人非常熟知的砒霜，可以促进异常细胞的灭亡，实现了真正的"以毒攻毒"。

通过血液学者几十年的努力，现在M3已经从死亡率极高的一类白血病变成了治愈率接近90%的AML，希望M3只是所有AML中的先行者，未来我们可以彻底攻克AML。

6. 什么是急性淋巴细胞白血病

有了前面AML的介绍，就比较容易理解急性淋巴细胞白血病（ALL）了。骨髓内的干细胞分化发育除了髓系这一支，还有一支就是淋系。同样的，如果骨髓中的原始/幼稚淋巴细胞发育停滞，形成的就是ALL。

成人急性白血病中ALL只占了20%，ALL中仅有1/3患者为成人，而这部分成人也恰恰是治疗的难点。诊断ALL和AML类似，骨髓中异常的原始/幼稚淋巴细胞在骨髓所有有核细胞中占比≥20%，即可以诊断ALL。依据WHO分型，可以将ALL分成不同的亚型，其中最重要的一类为费城染色体阳性的ALL，在ALL中占了25%。之所以重要，是因为关乎药物的选择，我们也将在下面进行介绍。

ALL的化疗同样需要经历诱导、巩固和维持三个阶段。如果存在费城染色体阳性，则需要同时配合靶向药物，也就是酪氨酸激酶抑制剂。因为儿童ALL化疗效果较好，成人的治疗中，通过借鉴儿童的治疗方案，以及酪氨酸激酶抑制剂的成熟应用，目前疗效已经比过往有显著的提升。对于上述治疗后肿瘤细胞水平控制不满意的非老年患者，我们会考虑进一步行异基因造血干细胞移植。除此之外，白血病的中枢预防也要贯穿治疗始终。ALL 起病时有 3%~7% 的患者存在中枢神经系统受累，无受累的患者如果不进行中枢预防，超过半数者最终可发展为中枢白血病。因而，给予能够作用到中枢神经系统的化疗药物，同时配合腰穿和鞘内注射化疗药物，是整个治疗的重要环节。

7. 为什么大夫那么关注急性淋巴细胞白血病得病的年龄

（1）儿童患者是得病年龄越小，预后越好吗？年龄是儿童急性淋巴细胞白血病患者的预后危险因素之一，诊断时年龄 <1 岁或 ≥10 岁的患儿预后不良。因此，并不是得病年龄越小越好。除了年龄外，诊断时的白细胞计数、遗传学特征、诱导治疗反应等均为预后影响因素，需综合评估。

（2）年龄对成人 ALL 患者的诊治有影响吗？不同于儿童患者，年龄不是成人急性淋巴细胞白血病患者的预后危险因素。但随着年龄的增加，患者对于高强度治疗的耐受性逐渐变差。我国成人急性淋巴细胞白血病 2018 版指南中将成人患者分为 <40 岁、40~60 岁、≥60 岁 3 个年龄层进行了治疗推荐。NCCN 指南 2020 版则将患者分为 <65 岁、≥65 岁 2 个年龄层进行了治疗推荐。年龄对成人患者的治疗策略存在影响。

8. 什么是慢性髓系白血病

（1）慢性髓系白血病是一种造血干细胞克隆性增殖形成的血液系统恶性肿瘤。肿瘤细胞存在第 9 号和第 22 号染色体异位，形成的 *BCR-ABL* 融合基因表达的蛋白具有很强的酪氨酸激酶活性，导致造血干细胞分化形成的髓细胞系增殖失控，进展为慢性髓系白血病。

（2）体检发现白细胞高，脾大，会是慢性髓系白血病吗？引起白细胞升高、脾脏增大的疾病有多种，如真性红细胞增多症、骨髓纤维化、原发性血小板增多症，其他慢性白血病（如慢性中性粒细胞白血病）、血吸虫病、黑热病等都可能有类似的表现。若上述症状持续存在，建议专科就诊。

（3）若怀疑为慢性髓系白血病，需要做哪些检查？首先需完善血常规、腹部超声、外周血涂片、中性粒细胞碱性磷酸酶检查。白细胞数增加与脾大呈正相关性。外周血细胞分类中可见到各阶段原始及幼稚粒细胞，形态基本正常；嗜酸性粒细胞、嗜碱性粒细胞比例 / 绝对值增加。中性粒细胞碱性磷酸酶阳性率及积分均明显下降。若检查存在上述异常，建议就诊血液病专科，完善骨髓检查。

9. 淋巴细胞高，是不是得了慢性淋巴细胞白血病

（1）淋巴细胞比例增高，是淋巴细胞高吗？淋巴细胞比例增高并不一定是淋巴细胞高，应结合绝对值来判断。在血常规检查报告中，我们会看到 2 个关于淋巴细胞的检查结果：淋巴细胞绝对值和淋巴细胞百分比。因为其他血细胞例如中性粒细胞、单核细胞的数量变化也会引起淋巴细胞的比例出现变化，因此，通常应用淋巴细胞绝对值来判定是否为真正的淋巴细胞增高。

（2）哪些疾病会引起淋巴细胞增高？首先我们需要确定是淋巴细胞百分比增高还是淋巴细胞绝对值增高。如果绝对值正常，仅百分比增高，这种情况可能是生理性的，尤其是 4~6 岁的儿童，随着年龄增长比例会逐渐下降；病理情况常见于中性粒细胞等其他类型白细胞数量减少导致的淋巴细胞比例相对增高。淋巴细胞绝对值增高最常见的原因为病毒感染，各种病毒感染，例如流感病毒、EBV 病毒、百日咳等都可以引起淋巴细胞增多；其他少见的原因为骨髓来源疾病，如急慢性淋巴细胞白血病。

（3）什么是慢性淋巴细胞白血病？慢性淋巴细胞白血病是一种血液系统恶性疾病，好发于老年人，疾病进展比较缓慢。早期患者常无症状，体检或就诊其他科室过程中发现淋巴细胞计数增高，完善外周血涂片及流式细胞学免疫表型检测可协助诊断。

10. 急、慢性白血病会互相转化吗

（1）急性白血病会转化成慢性白血病吗？一般情况下急性白血病是不会转化成慢性白血病的，因为急性白血病发生恶变的细胞阶段更早。但是表现为急性髓系白血病或者急性淋巴细胞白血病的慢性髓系白血病急变期的患者，经过有效治疗，疾病会再次回到慢性期。

（2）慢性髓系白血病会转化成急性白血病吗？慢性髓系白血病是可以转化为急性白血病的。慢性髓系白血病分为慢性期、加速期、急变期，急变期为慢性髓系白血病的终末期表现，可以急变为急性髓系白血病或者急性淋巴细胞白血病。

（3）慢性淋巴细胞白血病会转化成急性白血病吗？慢性淋巴细胞白血病一般不会转化为急性白血病，但是其在疾病的终末期可以向高度恶性的非霍奇金淋巴瘤转化，称为 Richter 综合征。约 3%~5% 的慢性淋巴细胞白血病患者可以发生Richter 转化，多转化为非霍奇金大 B 细胞淋巴瘤，累及骨髓时可表现为淋巴瘤白血病。

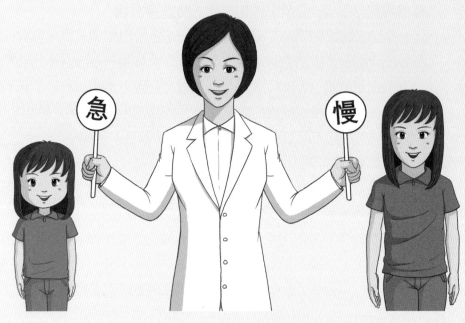

图 15　白血病类型示意

11. 少见类型白血病有哪些

（1）什么是少见类型白血病？少见类型白血病目前没有标准的定义及分类，它仅仅是对于一些发病率相对比较低的白血病的统称。

（2）少见类型白血病都有哪些呢？急性全髓白血病伴骨髓纤维化，系列不明性急性白血病（如急性未分化性白血病，混合表型急性白血病等），急性嗜碱性粒细胞白血病，嗜酸性粒细胞白血病，毛细胞白血病，幼淋巴细胞白血病，浆细胞白血病，肥大细胞白血病等，均属于少见类型白血病。

（3）少见类型白血病的诊断、治疗和预后会和其他白血病不同吗？少见类型白血病因为其发病率低，在诊断和治疗的过程中常需要有经验的专家进行指导，可能需要进行多次样本采集或会诊，治疗可参照的指南有限。预后与疾病类型相关，少见类型急性白血病患者的预后常较其他白血病患者差。

12. 类白血病反应是白血病吗

（1）类白血病反应并不是白血病，它只是在一些疾病的作用下，身体出现的一些类似白血病的反应，体内并不能检测到真正的白血病细胞。

（2）类白血病反应有哪些表现呢？通常在血常规检查的过程中，会发现白细胞计数明显升高，外周血涂片可以见到幼稚细胞，但很少出现严重贫血或者血小板减少。其他的表现一般和诱发类白血病反应的疾病相关，并不存在特异性，其中最常见的表现为发热。

（3）类白血病反应会由哪些疾病引起呢？引起类白血病反应的病因有很多，严重感染、恶性实体肿瘤是最常见的诱因；其他例如中毒、大出血、急性溶血、自身免疫性疾病、服用某些药物等都可以引起。

（4）类白血病反应怎么治疗？类白血病反应本身并不需要特殊治疗，在完善骨髓等检查除外白血病以后，最主要的是寻找到引起该反应的疾病，针对该疾病进行治疗，随着诱因的好转或去除，白细胞的数量和形态也会恢复正常。

（5）类白血病反应会复发吗，能治愈吗？类白血病反应是否可以治愈，取决于引起该反应的疾病，如果这些疾病是可以治愈或者得到有效控制的，则类白血病反应也会消失。如果这些疾病反复发作，疾病过程中也可能再次出现类白血病反应。

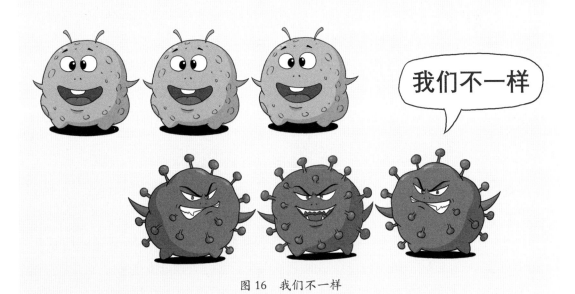

图 16　我们不一样

（李剑　沈恺妮　王昭　魏娜）

五、白血病的临床表现及诊断

白血病的临床表现形式多样，我们通常把白血病根据白血病细胞的特点和自然病程分为急性白血病和慢性白血病两大类。急性白血病的肿瘤细胞生长迅速，自然病程短，主要分为急性髓系白血病和急性淋巴细胞白血病；慢性白血病的肿瘤细胞生长缓慢，自然病程长，分为慢性髓系白血病和慢性淋巴细胞白血病。那么，不同类型白血病临床表现有什么差异呢？出现什么症状的时候大家需要高度警惕并及时就诊，以免贻误病情呢？接下来我们将详细介绍不同类型白血病的临床表现以及如何诊断不同类型的白血病。

1. 急性白血病会有什么临床表现，出现哪些症状要高度重视

急性白血病是由造血干细胞异常所致的恶性疾病，临床表现主要与正常造血受到抑制和白血病细胞出现组织器官浸润有关系，当出现以下症状时需要高度重视，及时至血液科就诊。

（1）贫血：贫血是急性白血病常见的临床表现，可以表现为疲乏、头晕，面色苍白、胸闷、心慌不适等。部分患者可能仅仅因为乏力、头晕进行血液化验发现异常，而进一步诊断急性白血病。经常运动的患者可能直到病情严重时才会注意到贫血的影响。

（2）感染：急性白血病会影响正常的免疫功能，抵抗细菌、病毒或者真菌感染的能力下降，容易发生各种部位的感染，比如呼吸道、口腔、胃肠道、肛周以及血流感染等，从而出现发热、咳嗽、咳痰、腹痛、腹泻等表现。

（3）出血：白血病细胞浸润骨髓可能会引起血小板减少，从而反复出现鼻出血、牙龈出血、皮肤出血点、月经出血量多，甚至脑出血等危及生命。

（4）肝脾和淋巴结肿大：急性白血病可能出现轻度至中度的肝脾大，淋巴结肿大在急性淋巴白血病更容易出现。

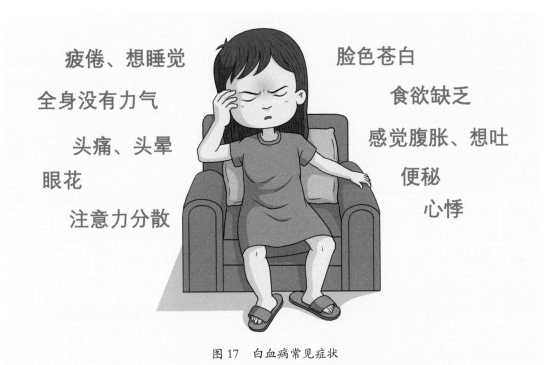

图 17　白血病常见症状

2. 慢性髓系白血病会有什么临床表现，出现哪些症状要高度重视

（1）慢性髓系白血病通常起病缓慢，早期可能没有症状，在体检时查血发现白细胞升高或者查体发现脾脏增大，进一步检查确诊。

（2）脾脏位于我们的左上腹部，随着脾脏显著增大，可能会局部压迫出现腹部不适，腹胀、早饱感、胀痛等，甚至可能会在左侧肋骨下方触到肿物。

（3）慢性髓系白血病还可以出现疲乏、低热、体重下降、骨痛、贫血以及血小板减少引起出血等临床表现，不明原因出现这些临床表现时应及时向血液科医师咨询。

3. 慢性淋巴细胞白血病会有什么临床表现，出现哪些症状要高度重视

慢性淋巴细胞白血病是一种发展非常缓慢的疾病，主要由成熟样 B 淋巴细胞在骨髓、外周血、淋巴结和脾脏等部位大量增殖所致，从而引起相应的临床表现，例如：

（1）淋巴结肿大：大多数慢性淋巴细胞白血病都可能出现淋巴结肿大，我们可以通过查体发现是否存在颈部、腋窝、腹股沟等浅表部位淋巴结肿大，也可以通过超声或者 CT 检查来发现体内部位淋巴结有无异常肿大。

（2）肝脾大：半数以上的患者有轻至中度脾大症状，肝大多为轻度。

（3）贫血、血小板减少：慢性淋巴细胞白血病出现贫血、血小板减少可能因为骨髓造血受到抑制，也有部分患者可能因为继发自身免疫性溶血性贫血和血小板减少。

另外，慢性淋巴细胞白血病也可能出现盗汗、低热、体重下降、乏力等症状，所以出现以上临床表现时需要高度重视，及时就诊。

4. 白血病为何会引起发热

发热是一种常见的临床症状，需要注意的是，并不是发热就一定是白血病，普通感冒、自身免疫疾病、淋巴瘤等都可能引起发热。同样，也并不是所有白血病都会发热。那么，白血病为何会引起发热呢？

（1）中性粒细胞缺乏：发热主要原因是白血病细胞异常增殖抑制正常造血，

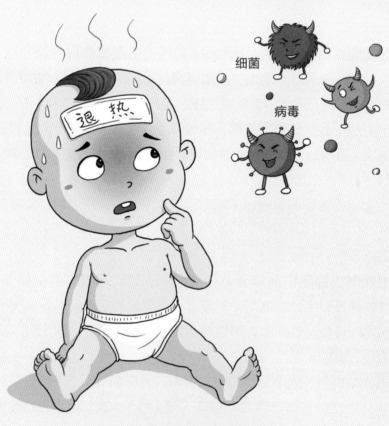

细菌

病毒

图18　我为什么发热了

导致中性粒细胞缺乏。中性粒细胞是我们抵抗外界病原体感染重要的武器，它的缺乏导致身体抗感染能力下降，容易发生各种部位的病毒、细菌或者真菌感染，从而引起发热。

（2）肿瘤相关：部分白血病也可以在没有发生感染的情况下，因为肿瘤细胞自身的生物学特性引起发热，这种情况在急性淋巴细胞白血病相对更多。

（3）Sweet 综合征：部分白血病可能合并 Sweet 综合征而引起发热，Sweet 综合征是一种大量成熟中性粒细胞皮层浸润引起的疾病，也可以出现发热、皮疹等表现。

5. 白血病为何会引起贫血

贫血也是白血病一种常见的症状。一般通过血常规中血红蛋白浓度、红细胞计数、血细胞比容等指标来评估是否发生贫血以及贫血的程度。贫血并非白血病特有的症状，许多疾病都可能合并贫血，而且引起贫血的原因多种多样，主要原因分类包括体内红细胞丢失过多、红细胞破坏增加或红细胞生成减少。

（1）红细胞生成减少：白血病细胞的异常增殖将导致骨髓正常造血功能抑制，从而导致红细胞生成减少，这也是白血病患者出现贫血症状的主要原因。其次，治疗白血病的化疗药物也可以杀伤正常造血干细胞，影响红细胞的正常生成，从而导致贫血。

（2）红细胞丢失过多：白血病可能因为血小板减少、凝血功能异常等原因导致各种部位出血风险较健康者增加，从而易发生出血而造成失血性贫血。

（3）红细胞破坏增加：部分慢性淋巴细胞白血病可并发自身免疫性溶血性贫血，导致红细胞在脾脏等部位破坏而引起贫血。

6. 白血病为何会引起出血，哪些部位容易出血

出血也是白血病的一种常见临床表现。常见的出血部位包括皮肤、口腔黏膜、牙龈、消化道、鼻腔等部位。女性患者还可能出现月经出血量增多。重要脏器发生严重出血还可能危及生命，如颅内出血。

引起白血病出血主要原因包括血小板减少、血管内皮细胞损伤、凝血功能异常和药物并发症等。

（1）血小板减少：血小板是参与止血过程的重要成分，当血小板严重低下的

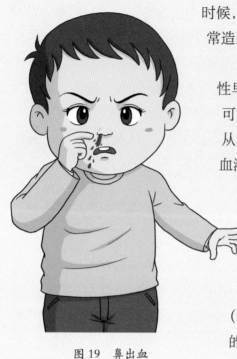

图 19　鼻出血

时候，可能引起出血风险增加。白血病抑制骨髓正常造血是导致血小板减少的主要原因。

（2）凝血功能异常：特殊类型的白血病如急性早幼粒细胞白血病、急性单核细胞白血病等，可能继发凝血功能异常，纤维蛋白原水平降低，从而出血风险明显增加，严重者甚至需要输注血液制品纠正异常凝血功能减轻出血症状。

（3）血管内皮细胞损伤：完整的血管内皮细胞是防止出血的重要屏障，白血病患者可能因为穿刺操作、肿瘤细胞浸润、化疗药物损伤等因素破坏血管内皮的完整性而增加出血风险。

（4）药物并发症：某些影响血小板和凝血功能的药物，如阿司匹林、华法林、氯吡格雷、肝素等，可能增加白血病患者的出血风险，应尽量避免使用。如果病情需要，应在血液专科医师指导下使用。

7. 白血病为何会引起骨痛

骨痛也是白血病不容忽视的一种症状，可以表现为腰背痛、肩颈疼痛、头痛、胸骨疼痛、肋骨疼痛、关节痛等症状。胸骨压痛是怀疑白血病常规进行的一项专科体格检查，白血病患者可以出现胸骨下段的局部压痛症状。少数患者可在早期仅出现骨痛而血常规无异常，往往会被误诊而贻误病情，故对于不明原因骨痛者还需警惕白血病可能。而白血病引起骨痛的原因主要包括以下几个方面：

（1）肿瘤细胞增殖浸润：白血病细胞的增殖浸润使骨骼和关节腔的压力增高而引起全身多部位骨骼、关节疼痛，胸骨压痛的原因亦是如此。此外，白血病还可因肿瘤细胞浸润骨骼，导致骨质破坏等而引起疼痛。

（2）关节滑膜病变：白血病患者可并发感染性或出血性关节炎，而白血病细胞对关节滑膜的直接浸润也可以引起关节炎。

（3）骨髓坏死：极少数情况下，白血病可引起骨髓坏死，导致骨骼剧烈疼痛、发热等表现，往往在儿童更为常见。

8. 白血病为何会引起肝脾大、淋巴结肿大

肝脏、脾脏、淋巴结是人体重要的造血组织器官，即生成血细胞的组织器官。白血病是起源于造血细胞的恶性疾病，故当肿瘤细胞大量增殖时可使其蓄积于骨髓、肝脏、脾脏、淋巴结等造血组织，从而抑制正常造血功能，并出现肝脾大、淋巴结肿大。

淋巴结肿大多见于急性淋巴细胞白血病、慢性淋巴细胞白血病。急性白血病脾大多为轻度或中度，慢性髓系白血病可能出现巨脾。

另外，部分白血病患者也可能因为并发急性或者慢性感染，出现感染部位引流区域淋巴结反应性增生，出现局限性淋巴结肿大，随着感染的控制可能消退。

9. 急性白血病如何明确诊断

我们前面已经介绍了急性白血病相关的临床表现，当出现上述症状的时候，需要进一步完善血常规检查和骨髓检查。

（1）血常规：该检查可以评估血小板及血红蛋白是否减少，白细胞是否增多，以及外周血有无白血病细胞。异常的白血病细胞相比于正常白细胞，形态会有所不同，甚至在部分情况下，经验丰富的血液科医生能通过血常规中典型的白血病细胞形态区分白血病类型，如急性早幼粒细胞白血病。

（2）骨髓检查：骨髓形态学检查是诊断急性白血病的基础，对于结合症状和血常规检查高度怀疑白血病的患者都建议行骨髓穿刺明确诊断。该检查评估原始细胞所占有核细胞的比例是否大于20%，是诊断急性白血病的标准。骨髓细胞化学染色、流式细胞术评估免疫分型对于急性白血病不同类型的鉴别必不可少。

（3）细胞遗传学和分子生物学检查：对于有条件的患者还建议完善细胞遗传学和分子生物学检查，评估有无染色体和基因异常，有助于判断疾病预后危险分层和结合靶向药物治疗，从而制订更合适的治疗方案并延长生存时间。

10. 慢性淋巴细胞白血病如何明确诊断

慢性淋巴细胞白血病的诊断除了结合典型症状外，还需要依赖血常规检查和细胞免疫分型检查。

（1）血常规：该白血病可以导致血常规中白细胞和淋巴细胞绝对值明显升高，部分患者可能合并中性粒细胞减少、贫血和血小板减少。

（2）血涂片：慢性淋巴细胞白血病血涂片以形态类似成熟的小淋巴细胞为主。

血涂片常可见"涂抹"细胞，是因为淋巴细胞在涂片过程中遭到机械破坏而引起的。

（3）流式细胞术：通过流式细胞术进行的肿瘤细胞免疫表型检查是慢性淋巴细胞白血病疾病诊断、预后分层和疗效监测的重要手段。慢性淋巴细胞白血病的肿瘤细胞具有单克隆性，呈现 B 细胞免疫表型特征。

11. 慢性髓系白血病如何明确诊断

如果根据上述提到的慢性髓系白血病相关的症状怀疑慢性髓系白血病，则应进行血常规和骨髓穿刺检查进一步明确诊断。

（1）血常规：往往表现为白细胞增多，可见幼稚粒细胞、嗜酸性粒细胞、嗜碱性粒细胞增多。血小板可能增多也可能正常。

（2）细胞形态学检查：慢性髓系白血病骨髓细胞往往增生明显活跃或极度活跃，根据慢性髓系白血病的不同分期阶段，包括慢性期、加速期和急变期，骨髓中原始细胞以及各阶段细胞的分布比例会有所不同。

（3）细胞遗传学检查：包括染色体核型分析和荧光原位杂交技术，通过该两种方法评估有无费城染色体存在，即 9 号和 22 号染色体发生易位融合形成 *BCR-ABL* 融合基因，为慢性髓系白血病的重要标志性异常。当慢性髓系白血病在加速或者急变期，可能出现额外染色体异常。

（4）分子生物学检查：慢性髓系白血病还可通过更敏感的检测技术，如聚合酶链式反应评估是否存在 *BCR-ABL* 融合基因。同时还可以通过融合基因定量作为白血病残留监测的指标。

（唐文娇　牛挺）

六、白血病的常用诊断技术

在门诊的时候，经常碰到患者拿着体检报告很焦虑地问是不是患有白血病，因为他/她周围有朋友或亲戚患有白血病，初始的血常规报告和他/她的报告类似，有很多提示下降的箭头。也有很多患者和他们的家属不理解，为什么给患者安排了较多的检查明确是否有白血病及白血病的类型，花费较大。下面就来聊一聊白血病的常用诊断技术。

1. 白血病患者的血常规有何改变

血常规主要包括白细胞总数及分类，红细胞数量和血红蛋白含量及血小板数量。血常规的改变是我们初步判断是否有白血病的一个窗口，白血病患者的血常规改变因白血病类型不同而表现各异。

（1）急性白血病，如急性髓系白血病或急性淋巴细胞白血病，由于白血病细胞对造血工厂的挤占，正常的造血受到抑制，红细胞数量、血红蛋白含量及血小板数量是降低的，如果不及时治疗，随着时间的推移，这些指标会越来越低。而白细胞总数则可能升高，也可能正常或降低，但白细胞的分类是异常的，正常的

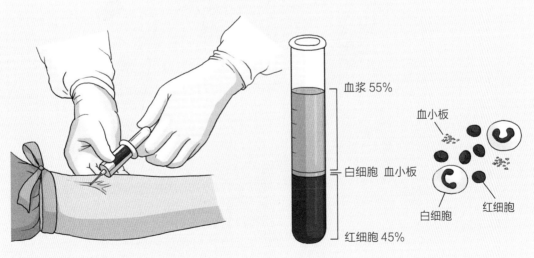

图 20　血液成分示意图

中粒细胞减少，出现了不该有的分类不明的细胞或原始细胞。

（2）慢性白血病，如慢性粒细胞白血病或慢性淋巴细胞白血病，白细胞数量是增高的，但白细胞分类异常明显，表现为中幼粒、晚幼粒细胞或淋巴细胞比例明显增高。在疾病的初期，血小板和红细胞数量则不低，随着疾病的进展，红细胞、血红蛋白和血小板数量可出现降低。

2. 白血病患者的骨髓象有何改变

由于大量的白血病细胞过度增殖，白血病骨髓象绝大多数是明显活跃或极度活跃的，伴有各系细胞比例的异常。在急性髓系白血病，原始细胞占到有核细胞的 20% 以上；在急性淋巴细胞白血病，原始或幼稚淋巴细胞占有核细胞的 20% 以上；在慢性粒细胞白血病，以粒系为主，中性、中幼、晚幼粒细胞比例明显增加，原始细胞在 10% 以内；在慢性淋巴细胞白血病，形态成熟的淋巴细胞白血病在 40% 以上。

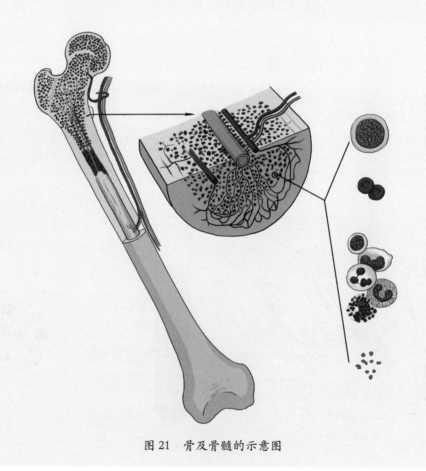

图 21　骨及骨髓的示意图

3. 白血病患者为什么要做骨髓检查

因为白血病细胞起源于骨髓中的白血病干细胞，骨髓是白血病细胞最先发生质和量改变的地方，骨髓象的改变是诊断白血病的主要依据，也是判断疗效和评估预后的重要检查。此外，骨髓的改变和外周血的改变并不完全一致。也有少数白血病最先出现于骨髓外的地方，如牙龈、胸膜、腿部的粒细胞肉瘤等，因容易发展到骨髓内，也需要骨髓检查评估。基于上述这些原因，骨髓检查是白血病诊治中的重要内容。

4. 白血病患者的骨髓检查一般包括哪些项目

骨髓涂片是白血病最基本的检查项目，其他类型的检查项目因不同白血病而异。对于急性白血病，一般包括骨髓形态学（涂片、细胞化学染色）、免疫分型（流式分析）、细胞遗传学（染色体核型分析）、分子生物学（白血病融合基因、预后基因），即我们常说的 MICM，如果因为纤维化导致无法抽取骨髓，还需做骨髓活检；对于慢性粒细胞白血病，一般包括骨髓涂片、活检、染色体和基因；对慢性淋巴细胞白血病，主要包括骨髓涂片、活检、流式分析，必要时需要对染色体和相关基因进行检测。

5. 白血病患者在什么时候应该做骨髓检查

骨髓检查的目的是为患者的诊断和疗效评估、复发监测提供依据，因此，在发病后为明确诊断、化疗后疗效评估、化疗结束后监测复发等时间点需要进行骨髓检查。对于慢性粒细胞白血病，主要在初诊和怀疑病情发生变化时进行骨髓检查，疗效评估可以用外周血查 BCR-ABL 基因水平代替。

6. 做骨髓检查时患者要注意什么

（1）骨髓穿刺需要局麻药物，常用的是利多卡因，如果对局麻药过敏，要告知医生。

（2）避免空腹接受穿刺。

（3）穿刺后局部压迫 15 分钟左右，若渗血不止，需到医院就诊。

（4）穿刺部位保持敷料干燥 2 天，若局部红肿疼痛，可用碘伏消毒。

7. 骨髓穿刺会有后遗症吗

临床上，有部分患者对骨髓穿刺理解为脊髓穿刺，甚为恐惧。其实骨髓穿刺是一项简单安全的有创操作，在局部麻醉起效后，用一个稍粗的针在盆骨后方的浅表骨头（非脊髓）上穿刺抽取少许骨髓液用于检查，穿刺或抽取骨髓液的时候，可能会不适或有酸胀的感觉，如果有明显不适，可告知医生。穿刺后经局部简单压迫止血即可回家，不影响日常活动，更不会产生后遗症。

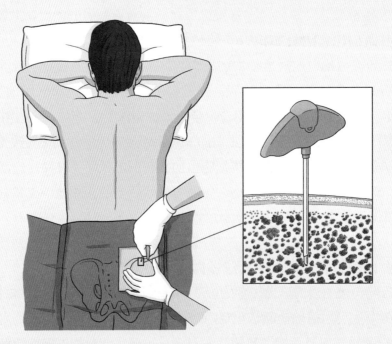

图 22　骨髓穿刺示意图

8. 哪些白血病患者要做腰椎穿刺

腰椎穿刺的目的之一是留取脑脊液进行检查明确白血病是否浸润中枢神经系统，其次是为了往脑脊液里面注射药物预防或治疗中枢神经系统白血病，因为血管与中枢系统存在天然的组织屏障（血脑屏障），通过血管输注的化疗药物难以透过屏障进入脑脊液，中枢神经系统容易成为白血病细胞的"庇护所"。因此，容易发生中枢浸润的白血病需要进行腰椎穿刺，主要是急性淋巴细胞白血病。急性早幼粒细胞白血病由于整体预后较好，少数患者在远期出现中枢复发，因此也进行腰椎穿刺预防用药。

9. 做腰椎穿刺时患者要注意什么

（1）穿刺前排空膀胱，因为穿刺后需卧床数小时。

腰椎穿刺需要局麻药物，常用的是利多卡因，如果对局麻药过敏，要告知医生。

（2）穿刺时不要紧张，肌肉放松，把腰部弯成一个向外突出的弓，有利于医生穿刺。

（3）穿刺后仰卧 4~6 个小时。

（4）腰椎穿刺后坐立位或站立位时出现头痛，平卧后消失，多系低颅内压所致，可卧床休息，多摄入含盐液体，避免剧烈活动，若头痛明显，可口服对乙酰氨基酚减轻症状。

（5）穿刺部位保持敷料干燥 3 天，若局部红肿疼痛，可用碘伏消毒。

（6）穿刺后若出现严重头痛、发热和下肢麻木等症状之一（比较罕见），及时告知医生或到医院就诊。

10. 腰椎穿刺会有后遗症吗

腰椎穿刺是用一根细针经脊柱的两块骨头之间的皮肤穿刺进入含脑脊液的腔内（蛛网膜下腔），留取少许脑脊液送检，或向脑脊液内注

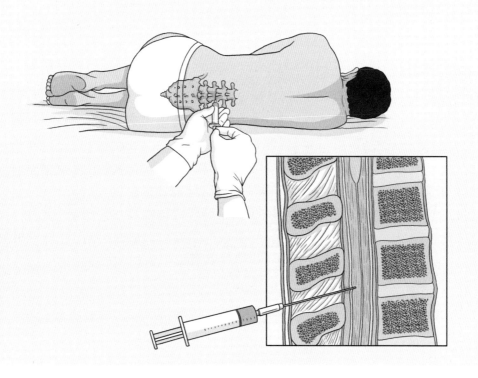

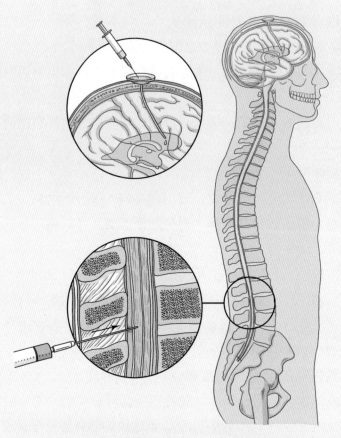

图 23　腰椎穿刺及鞘内注射化疗药物示意图

射药物。多数情况下，患者无特殊不适。穿刺过程中，若进针方向不合适（因为各种原因难以完全避免），可能会出现局部瞬间刺痛，调整进针位置后刺痛消失；若向脑脊液内注射药物，部分患者因药物的刺激会出现腰部胀痛，可告知医生减慢推注速度。穿刺结束后在坐立位或站立位时可能会出现低颅压性头痛，可伴有头晕、恶心、呕吐，平卧位后症状消失，症状可能持续数小时到1周或更长。总之，在规范操作，排除禁忌证的情况下，腰椎穿刺是一项很安全的检查，不会有后遗症。

（徐才刚　马洪兵）

七、白血病的化学药物治疗

1. 什么是白血病的化疗

白血病化学治疗（化疗）这个话题很大，因为白血病分型和预后分层复杂，因此没有千篇一律的治疗方法，绝大部分患者进行的是综合性治疗，包括化疗、放疗、分子靶向治疗、免疫调节、造血干细胞移植、支持治疗等。在急性白血病的治疗中，重要的一环就是化疗，它是分阶段进行的，具体方法需要医生根据患者的年龄、疾病类型、有无合适供髓者以及患者的身体素质好坏等进行选择。白血病的治疗不同于普通的疾病，是一个漫长的过程，一般治疗的疗程需要 3 年，3 年后再给治疗或不给治疗已没有多大差别，患者就基本痊愈了。白血病患者发病后一般都要进行化疗，选择这种疗法的主要目的是迅速、尽快杀灭白血病细胞，使机体正常造血功能恢复，达到完全缓解。

2. 化疗药物分为几类

化疗药物根据药物的来源和化学结构，分为烷化剂、抗代谢药、抗癌抗生素、植物类、激素和杂类。具体的作用机制和代表药如下：

（1）烷化剂的作用原理是直接作用在 DNA 上，防止癌细胞再生，最常用的一类药就是环磷酰胺。

（2）抗代谢药主要是干扰 DNA 和 RNA 的合成，多用于白血病、乳腺癌，比较常见的是甲氨蝶呤。

（3）抗肿瘤抗生素是通过抗生素抑制酶和有丝分裂，改变细胞膜来干扰肿瘤的 DNA，比较常见的是放线菌素 D。

（4）植物类的抗癌药可以抑制有丝分裂和酶的作用，从而防止细胞再生必需的蛋白质合成，比较常见的是紫杉醇类，多用于卵巢癌、乳腺癌。

（5）激素类，皮质醇激素比较多用于淋巴瘤和白血病，临床上比较常用的是泼尼松、地塞米松。女性的生殖器官恶性肿瘤，其常用激素为雌激素、抗雌激素，还有男性激素等。

（6）免疫抑制剂可以刺激癌症患者的免疫系统，更有效地识别和攻击癌细胞，这一类药属于比较特殊的化疗范畴。

化学药物根据作用的分子靶点，可以分为以下五类：①作用于 DNA 化学结构的药物，包括烷化剂、蒽环类和铂类的化合物；②影响核酸合成的药物，主要是抗代谢的药物；③作用于 DNA 模板，影响 DNA 转录或者抑制 RNA 合成的药物；④影响蛋白质合成的药物，如三尖杉酯碱、紫杉烷类、长春碱类等；⑤其他类型的药物，例如激素、生物反应调节剂、单克隆抗体等。

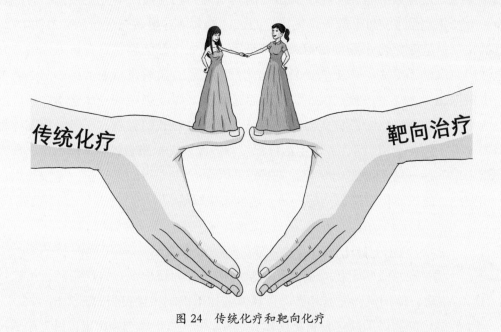

图 24　传统化疗和靶向化疗

3. 急性白血病的化疗分为几个阶段

在急性白血病的治疗中，重要的一环就是化学治疗，化疗有以下几个阶段。

第 1 个阶段称"诱导缓解"阶段，这一阶段必须用足够量的化疗药品给患者，以尽快将患者体内的白血病细胞杀灭。达到"完全缓解"后，患者体内实际上还有一定量的白血病细胞，若不乘胜追击，进行后续治疗，它们还可能"死灰复燃"。

这就必须要进行第 2 个治疗阶段，称为"强化"治疗，这一阶段的化疗药给药间隔可以拉长，如第 1 年的白血病患者，每 1 个月给 1 个疗程药，第 2 年可 2 个月 1 次，第 3 年可间隔再延长，如患者能坚持下去，中间不复发，3 年后一般就不要再给药了。但是在这长长的 3 年里，不仅需要医生付出辛勤的劳动，更为重要的是需要患者的积极配合。随着治疗方法的不断改进和提高以及骨髓移植等，急性白血病患者的 5 年生存率和治愈率有了乐观的前景，所以，每位患者都应正视现实，充满信心。医疗的经验是：乐观者比悲观者生存率要高，这大概是由于情绪能影响体内的免疫系统，这在治疗中起着很重要的作用。但得了此病如不及时治疗或放弃治疗，那么往往会在不长的时间里成为病魔的牺牲品。

一般是患者在初次患病时必须先进行诱导缓解治疗，达到完全缓解后，根据不同的分型再选择是用骨髓移植进行防止复发的治疗手段，还是用化疗序贯强化作为防止复发的手段。具体情况要看患者的年龄、疾病类型、有无合适供髓者以及患者的身体素质好坏等等。

4. 急性淋巴细胞白血病的常用化疗方案有哪些

急性淋巴细胞白血病的常用化疗方案的选择主要基于费城染色体和淋巴细胞的来源。

急性淋巴细胞白血病的化疗分为 4 部分：诱导治疗、巩固治疗、庇护所预防、维持和加强治疗。正确的诊断、分型是选择治疗急性淋巴细胞白血病方案的基础，应当根据每个急性淋巴细胞白血病患者的具体情况设计方案，即个体化。

（1）诱导缓解：治疗急性淋巴细胞白血病初诊时，对于费城染色体阴性的 B-ALL 多采用 VDP/VDLP/VDCLP 多药化疗方案，对于 T-ALL 采用 Hyper-CVAD/MA 方案或 VDCLP 方案，但对于伯基特型在 Hyper-CVAD/MA 方案的基础上加利妥昔单抗，对于费城染色体阳性患者在 VP/VDP 的基础上 +TKI 抑制剂，根据体能状况给予 Hyper-CVAD+TKI 抑制剂。

（2）巩固治疗：经诱导缓解达到 CR 后用根据分子遗传学异常危险度和微小残留检测结果分层治疗，低危组微小残留阴性继续原诱导方案继续治疗后进入维持治疗，高危组或微小残留阳性者建议异基因造血干细胞移植或者多药联合化疗进入巩固治疗。

（3）庇护所预防：由于血脑屏障的存在，一般剂量的化疗药物很难通过脑膜，达不到有效的药物浓度，因而不能有效杀灭中枢神经系统内的白血病细胞故容易发生中枢神经系统白血病细胞，同样由于血睾屏障的存在，加之睾丸组织的温度低、代谢缓慢，睾丸内的白血病细胞容易形成耐药，导致睾丸白血病。随着白血病生存期的延长 CNSL 和睾丸白血病的发病数逐渐增高，若不进行庇护所预防约

50% 的 ALL 患儿在 CR 三年内可发生 CNSL，10%~15% 的男孩发生睾丸白血病，成为白血病复发的重要原因，因此庇护所的预防是白血病治疗的重要环节。

中枢神经系统白血病的预防初诊时白细胞 >25×10^9/L，血小板低者 B-ALL 及 T-ALL 容易发生 CNSL。高危组的发生率明显高于标危组，且发生时间早采用强烈化疗者采用大剂量 MTX、Ara-C 及 L-ASP 者 CNSL 发生率较低，由于部分病例初诊时已出现中枢神经系统的侵犯，因此 CNISL 的预防应从治疗开始时即进行。

对于复发难治费城染色体阴性患者鼓励参加临床试验、联合分子靶向治疗或细胞免疫治疗，对于费城染色体阳性患者根据 ABL 激酶突变情况调整 TKI 抑制剂药物，鼓励参加临床试验、免疫靶向及细胞免疫治疗。

5. 急性髓系白血病的常用化疗方案有哪些

急性髓系白血病的最广泛的化疗方案为三七方案，标准治疗采用蒽环类或米托蒽醌、高三尖杉酯碱（3 日）联合阿糖胞苷（7 日），也就是用柔红霉素和阿糖胞苷为主的治疗方案，用柔红霉素或去甲氧柔红霉素三天，阿糖胞苷用七天，所以简称为三七方案，国内常用的有 HA（HHT+Ara-C）、DA（DNR+Ara-C）、MA（Mito+Ara-C）和 IA（IDA+Ara-C）方案，在此基础上还可加用 VP16 或 6-MP（或 6TG）等。尽量做到个体化治疗。根据不同的年龄组、不同的疾病类型和状况、不同的危险度（以细胞遗传学特征为根据）和不同的发病机制等选用不同的治疗策略和方案。

急性髓系白血病诱导完全缓解后根据遗传学预后危险度分组治疗，预后良好组采用多疗程大剂量阿糖胞苷治疗，预后中等组和预后不良组建议行异基因造血干细胞移植，期间采用大剂量阿糖胞苷为基础的化疗或标准剂量化疗。

AML 患者 CNSL 的发生率远低于急性淋巴细胞白血病（ALL），一般不到 3%。在诊断时对无症状的患者不建议行腰穿检查。有头痛、精神紊乱、感觉改变的患者应先行放射学检查，排除神经系统出血或肿块。这些症状也可能是由白细胞淤滞引起，可通过白细胞分离等降低白细胞计数的措施解决。若体征不清楚、无颅内出血的证据，可在纠正出凝血紊乱和血小板支持的情况下行腰穿。脑脊液中发现白血病细胞者，应在全身化疗的同时鞘内注射 Ara-C（40~50mg/ 次）和 / 或甲氨蝶呤（MTX，5~15mg/ 次）+ 地塞米松（5~10mg/ 次）。若症状持续存在，脑脊液无异常，应复查。已达完全缓解的患者，尤其是治疗前白细胞计数（WBC）

≥40×10⁹/L 或单核细胞白血病（M4 和 M5）、t（8；21）/AML1-ETO、inv（16）白血病患者，建议至少行腰穿、鞘内注射一次，以进行 CNSL 的筛查。

6. 急性早幼粒细胞白血病的化疗有何特点

急性早幼粒细胞患者最常采用的是亚砷酸和维 A 酸治疗，随着中药治疗不断地进步，复方黄 / 青黛片联合维 A 酸的治疗也被推入到了一线治疗当中。急性早幼粒细胞白血病的化疗方案主要是基于预后分层的治疗：初诊白细胞小于或等于 $10×10^9$/L 的主要给予全反式维 A 酸和砷剂治疗，对于白细胞大于 $10×10^9$/L 的在给予全反式维 A 酸和砷剂治疗的同时联合化疗。

（1）诱导缓解采用维 A 酸一日 $25mg/m^2$，连续口服，联合亚砷酸每天 0.16mg/kg，直到 CR，总计约 1 个月，酌情可加小剂量蒽环类或羟基脲为基础的治疗，即维 A 酸 + 砷剂 + 小剂量化疗，亦可用口服含砷剂代替。

（2）缓解后治疗采用以蒽环类为基础的化疗方案巩固至少 3 疗程，待证明已取得分子生物学水平完全缓解后，每 3 个月为一个周期用全反式维 A 酸或维持砷剂治疗至少 2 年。

但在服用维 A 酸时应注意如下问题：①对异维 A 酸、阿维 A 酯、维 A 酸过敏者，妊娠期妇女禁用；儿童，肝、肾功能不全者慎用；②用药期间应监测血象、血脂、肝肾功能；③口服出现不良反应时，应控制剂量或与谷维素、维生素 B₁、维生素 B₆ 等同服，可使头痛等症状减轻或消失。

7. 应用全反式维 A 酸有何不良反应

全反式维 A 酸又称维生素 A 酸、维生素甲酸、维甲酸。内服可产生头痛、头晕、口干、脱屑等不良反应，控制剂量或同时服用谷维素、维生素 B₁、维生素 B₆ 等药物，可使头痛等反应减轻或消失，现制成酯类供内服用以减轻毒副反应。另外可引起肝损害，肝、肾功能不良者慎用。全反式维 A 酸（all-trans-retinoicacid，ATRA）综合征简称为维 A 酸综合征（reti-noic acid syndrome，RAS），是维 A 酸诱导治疗急性早幼粒细胞白血病（APL，亦称 AML-M3 型）时发生的最严重并发症，多见于 APL 单用 ATRA 诱导过程中。维 A 酸治疗 APL 为我国首创，是我国在开发治疗血液系统恶性肿瘤药物领域发现的唯一的得到世界公认药物，被称为白血病治疗界的国粹。RAS 的发生率为 3%~30%，病死率为 5%~29%。于 ATRA 诱导治疗的第 1~3 天早期进行化疗，其发生率为 6%~15%，病死率为 6%

（1/17）。初诊时白细胞较高和治疗后迅速上升者易发生维A酸综合征。

维A酸综合征的发病机制尚未充分阐明，可能与细胞因子（IL-1、IL-6、TNFα）大量释放和黏附因子（CD116、CDw65、VLA-4、CD11a/CD54）表达增加有关。临床表现为发热、体重增加、肌肉骨骼疼痛、呼吸窘迫、肺间质浸润、胸腔积液、心包积液、皮肤水肿、低血压、急性肾衰竭甚至死亡。ATRA的其他不良反应有头痛、颅内压增高、骨痛、肝肾功能损害、皮肤与口唇干燥、阴囊皮炎溃疡等。治疗暂时停服ATRA、吸氧、利尿、地塞米松10mg静脉注射每日2次、白细胞单采清除和化疗等。APL合并出血者，除服用ATRA外还需输注新鲜冰冻血浆和血小板。维A酸联合其他治疗可提高CR率和DFS，还可降低RAS的发病率和死亡率。

8. 慢性淋巴细胞白血病如何选择治疗措施

慢性淋巴细胞白血病（CLL）是一种B淋巴细胞系的恶性肿瘤，它同时也影响着骨髓的正常造血功能，患者早期无症状，到了中期会有贫血和出血的现象。如何治疗慢性淋巴细胞白血病呢？慢性淋巴细胞白血病是一种惰性的淋巴系统肿瘤，患者可以维持无症状长约数月至数年，不需要治疗。

但出现以下症状等需要治疗：①重度脾大或进展性脾大；②巨大淋巴结（如肿物最长径超过10cm）或进展性淋巴结增大；③进展性淋巴细胞增多，且两个月内增加超过50%，或淋巴细胞倍增时间小于6个月；④出现下面任何一项与疾病相关的症状：a.半年内体重下降≥10%；b.明显乏力（如不能正常工作或日常生活）；c.排除感染原因，体温>38℃，并持续超过2周；d.排除感染因素，出现盗汗；⑤出现骨髓正常造血功能的衰竭，如红细胞、血小板降低；⑥自身免疫性贫血或血小板减少。早期病例或病情稳定不需要抗肿瘤治疗。口服烷化剂类的标准治疗对于早期、病情稳定或无症状病例并不能延长生存期，相反实际上可能会缩短。有鉴于此，对于早期病例或病情稳定者的标准治疗仍是观察。如果出现上述开始治疗的指征，治疗方案主要是单药或联合化疗，取决于患者的症状严重程度及化疗耐受程度。

CLL的一线治疗根据FISH结果［del（17p）和d（11q）］、年龄及身体状态进行分层治疗。患者的体能状态和实际年龄均为重要的参考因素。治疗前评估患者的伴发疾病和身体适应性极其重要。无严重伴随疾病（疾病累计评分CIRS评分≤6分）的患者建议选择一线标准治疗，主要包括伊布替尼、氟达拉滨＋环磷

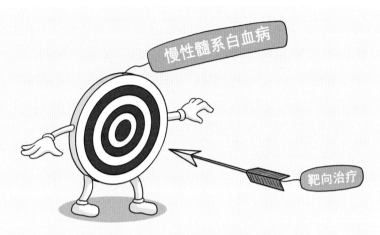

图 25　慢性髓系白血病靶向治疗

酰胺＋利妥昔单抗或苯达莫司汀＋利妥昔单抗。其他患者则使用减低剂量化疗或支持治疗，主要有伊布替尼、氟达拉滨＋环磷酰胺＋利妥昔单抗。对于 del（17p）或 *p53* 基因突变的患者，常规化疗方案疗效不佳，建议伊布替尼或参加新药临床试验。

对于复发难治的 CLL 患者，建议选择临床试验，伊布替尼可作为优先治疗选择。临床上疑有转化的患者，应尽可能进行淋巴结切除活检明确诊断。组织学转化在病理学上分为弥漫大 B 细胞淋巴瘤（DLBCL）与经典型霍奇金淋巴瘤（cHL）。对于前者，有条件的单位可进行 CLL 和转化后组织的 *IGHV* 基因测序，以明确两者是否为同一克隆起源。对于克隆无关的 DLBCL，参照 DLBCL 的治疗方案进行治疗。对于克隆相关的 DLBCL 或不明克隆起源，可选用 R-CHOP、R-DA-EPOCH、R-HyperCVAD 等方案，如取得缓解，尽可能进行异基因造血干细胞移植（alloHSCT），否则参照难治复发 DLBCL 治疗方案。对于 cHL，参考 cHL 的治疗方案治疗。

allo-HSCT 目前仍是 CLL 的唯一治愈手段，但由于 CLL 患者主要为老年人，仅少数适合移植，主要适应证为 CLL 克隆相关 Richter 转化的患者。

9. 慢性髓系白血病的治疗指征是什么

慢性髓系白血病简称为慢粒，是一种发生在多能造血干细胞的恶性骨髓增生性肿瘤，也称为获得性造血干细胞恶性克隆性疾病，主要涉及髓系。慢性髓系白血病根据特征性外周血细胞分类的特点（粒细胞增多，以中晚幼粒以下阶段的粒细胞为主、嗜碱性粒细胞增多），脾大等临床特征，结合 Ph 染色体或者 *BCR-ABL* 基因重排较易明确诊断。国内中位发病年龄为 45~50 岁，男性多于女性，这种疾病起病缓慢，早期通常没有自觉症状，患者可因健康查体或因其他疾病就医时才发现血象异常，或脾大而来医院就诊后被确诊为慢性髓系白血病。慢性髓系白血病一旦诊断明确，及时根据分期和危险度、患者因素、共存疾病、合并用药、治疗追求（停药）以及经济能力选择，根据可选择和药物的有效安全性和药价，平衡治疗受益和风险后及时启动治疗。

10. 高白细胞白血病应如何处理

临床上，少数急性白血病或慢性粒细胞白血病急变病例，其血液中白细胞计数超过 $100 \times 10^9/L$，即谓高白细胞性白血病，属白血病的一种特殊综合征。其时，因早期颅内出血的危险性极高，须做紧急处理。如果原始细胞数大于 $100 \times 10^9/L$，称原始细胞危象，在处理上更应积极。

高白细胞性白血病与原始细胞危象处理原则相同，包括以下几个方面：

（1）一般治疗：补液及给予碳酸氢钠，以期迅速利尿、碱化尿液，提高尿酸盐的可溶性，为进一步积极化疗创造条件。此外，可服用别嘌呤醇。

（2）迅速降低白细胞数：①利用细胞分离机清除白细胞；②羟基脲对降低白细胞数有效，但不能赖以诱导缓解，待白细胞降至安全水平后，应给予更有效的联合化疗方案，以诱导缓解；③放射治疗，为预防颅内出血，应给予颅脑照射，减少脑出血的发生。

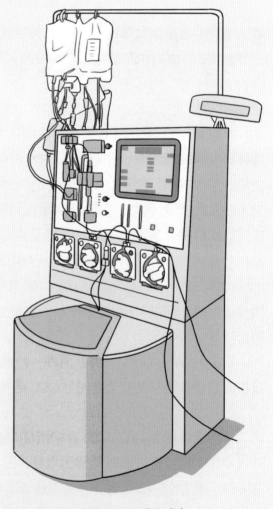

图 26 细胞分离机

11. 什么是急性白血病的缓解标准

（1）完全缓解（CR）：①临床无贫血、出血、感染及白血病细胞浸润的表现；②血象血红蛋白 >90g/L，白细胞正常或减低，分类无幼稚细胞，血小板 >100×10^9/L；③骨髓象原始细胞 + 早幼粒阶段细胞（或幼稚细胞）<5%，红细胞系统及巨核细胞系统正常。

（2）部分缓解（PR）：临床、血象及骨髓象 3 项中有 1 项或 2 项未达到完全缓解标准，骨髓象中原始细胞 + 早幼细胞 <20%。

（3）未缓解（NR）：临床、血象及骨髓象三项均未达到完全缓解标准，骨髓象中原始细胞 + 早幼细胞 >20%。

12. 白血病缓解后要继续化疗吗

需要。白血病患者经过治疗达到完全缓解状态时，体内的白血病细胞数量可以从起病时的 10^{12} 数量级下降至 10^9 数量级，但是残留的白血病细胞仍然有再次生长的风险，需要继续化疗以降低复发率。

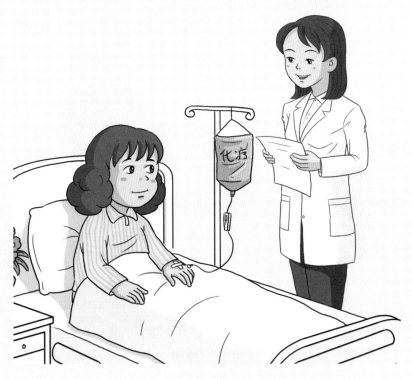

图 27　白血病缓解后继续化疗

13.

白血病化疗有哪些不良反应

化疗最常见不良反应包括恶心、呕吐、食欲下降、便秘、贫血、脱发、疲劳、皮肤瘀斑和出血等。多数化疗药物还可以造成心脏功能、肝肾功能的损害。如果化疗后出现骨髓抑制还可以出现白细胞减少、血小板减少，继而发生严重感染、脏器出血。某些化疗药物还可能引起特殊的不良反应，比如培门冬酶会引发胰腺炎、血栓等事件，铂类药物可以引起周围神经毒性。

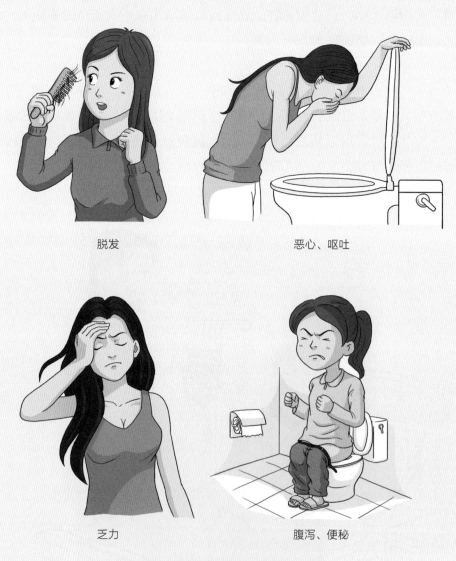

脱发　　　　　　　　　　　　恶心、呕吐

乏力　　　　　　　　　　　　腹泻、便秘

图 28　白血病化疗相关不良反应

14. 化疗过程中出现发热怎么办

化疗过程中出现发热的原因可以分为感染性发热、药物性发热及肿瘤性发热。化疗过程中出现发热时，首先要积极查明发热原因，有感染证据时加用抗感染治疗，常见的药物性发热如大剂量阿糖胞苷、干扰素、美罗华等则对症退热处理，如果是肿瘤性发热，对症处理，继续完成化疗。

15. 化疗过程中出现恶心、呕吐怎么办

在化疗过程中，许多化学药物导致的恶心、呕吐是无法完全避免的，因此，患者应保持乐观的心态，对于化疗引起的恶心、呕吐，应保持平常心，家属也要多鼓励与安慰患者。医生可以给予药物预防呕吐，在化疗之前加入止吐药物预防呕吐。如果已经发生呕吐的症状，还可以积极用药物止吐，比如口服甲氧氯普胺，或在液体中加入司琼类止吐药物，也可以肌内注射止吐药物。患者还可以按摩、针灸足三里、内关、合谷等穴位止吐。

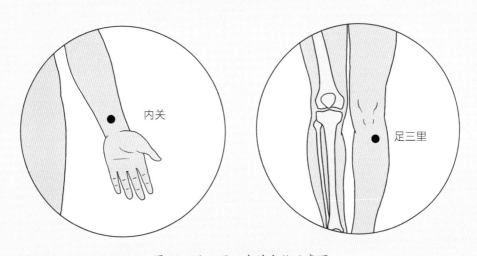

图 29　足三里、内关穴位示意图

16. 化疗过程中出现血尿怎么办

化疗过程中出现血尿可能的原因包括化疗相关的出血性膀胱炎，如使用环磷酰胺等化疗药物，以及血小板减少继发的血尿等。血小板减少的患者可以输注血小板，而出血性膀胱炎的处理以预防为主，及时予以美司钠及水化碱化，一旦已经发生，除了加强对症处理外，中药的干预可以起到很好的效果。

17. 有心脏病的患者化疗时怎么办

化疗可能会对患者的心脏造成不可逆转的伤害，尤其对那些原有器质性心脏病患者，危险性更大。化疗药物引起的心脏毒性反应表现各异，轻者无症状而只有心电图改变，重者可出现心肌坏死，发生致死性充血性心力衰竭。但心脏病患者并不是化疗的绝对禁忌。首选对心脏毒性小的化疗药物，而对于有明显剂量依赖性的药物，应严格限制其累积量，并注意个体差异，在化疗前后可给予保护心肌的药物。化疗时动态监测心功能，如有明显反应即考虑停用，而对近期有心脏病发作者不建议采用有心脏毒性药物。

18. 白血病患者化疗效果怎么样

白血病患者目前唯一的治愈方法就是化疗联合造血干细胞移植。慢性粒细胞白血病患者遵照正规靶向治疗后可以实现长期缓解，达到正常寿命。急性白血病患者经过化疗可达 30%~40% 的长期生存率，联合造血干细胞移植后患者长期生存率最高可达 60%。其中急性早幼粒细胞白血病患者经过正规诱导维持治疗，可以实现 90% 的长期生存率。

（李文倩　解友邦　杨同华　裴强）

八、小儿白血病

　　小儿白血病是 15 岁以下儿童第二位的死亡原因，严重威胁小儿生命和健康。小儿时期发生的白血病多为急性白血病，其对化学药物治疗较为敏感。近年来随着科学技术的进步，联合化疗的优化、造血干细胞移植的应用、支持治疗的加强等使得白血病的治疗效果取得了重大进展，因此，小儿白血病如果能及时发现，采用适当的治疗手段，多数能取得满意的疗效。

1. 小儿白血病的发病原因是什么

　　小儿白血病的发病原因及机制目前尚不清楚。有证据表明小儿白血病的发生与病毒感染有关，感染人类嗜 T 细胞白血病病毒有可能会导致 T 淋

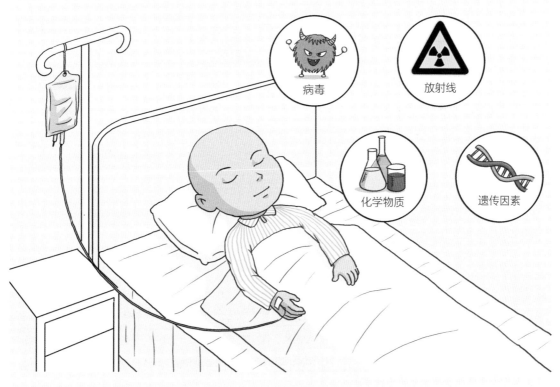

图 30　小儿白血病的发病原因

巴细胞白血病的发生；也可能与过量接触放射线照射或者某些化学物质有关，例如长期接触苯及其衍生物、亚硝胺类物质、氯霉素以及某些抗肿瘤药物等；胎儿期接受放射线照射可增加出生后婴儿发生白血病的危险性；遗传因素对白血病的发生也有一定影响，有家族性白血病的报道，部分白血病患儿家族中有多发肿瘤病史。总的来说小儿白血病的发生是内、外因素综合作用的结果。

2. 小儿白血病是遗传的吗

小儿白血病并非是遗传性疾病，但其发病原因可能与遗传因素有关。早在 100 多年前，科学家就已经提出在人类白血病的发病中遗传因素可能起一定的作用。随后的一些研究发现单卵双胎如果其中一人在 6 岁内患白血病，另一人患白血病的可能性达 20%。白血病患者的一级亲属白血病的发病率是普通人群的 3 倍。在某些患遗传性疾病的儿童中，如唐氏综合征（21- 三体综合征），其白血病的发病率比一般儿童明显增高，说明遗传因素在白血病的发病中确有一定作用。但白血病并不是遗传病，也就是说父母患有白血病，其子女并不一定患有白血病，家长不必过分担心。

3. 小儿白血病是先天的吗

绝大部分的小儿白血病是后天的，先天性白血病一般是指从出生至出生后 4~6 周发生的白血病。患儿可表现为发热、嗜睡、食欲减退、体重不增、呼吸急促、甚至呼吸困难等，约半数的患儿表现为皮肤浸润，例如 2~3mm 的青灰色或紫红色的皮肤结节，还可出现丘疹、湿疹或疱疹样皮肤损害。患儿可有肝脾大。大多数患儿伴有外周血白细胞增高。先天性白血病的病因及发病机制尚不清楚，但绝大多数患儿起病急，进展快，多数在诊断后数天至数月内死于呼吸衰竭。由于先天性白血病患儿发病年龄小，对化疗耐受性差，多数仅能采用单一药物治疗或支持治疗，长期存活率低。

4. 小儿白血病包括哪些类型

小儿白血病可以分为急性白血病和慢性白血病，并以急性白血病为主，慢性白血病所占比例较成人少，仅占 3%~5%。急性白血病根据增生的白血病细胞种类不同又分为急性淋巴细胞白血病和急性髓系白血病。急性淋巴细胞白血病占的比例相对较高，大约占到 70%~80%，其治愈率也比较高，预后好

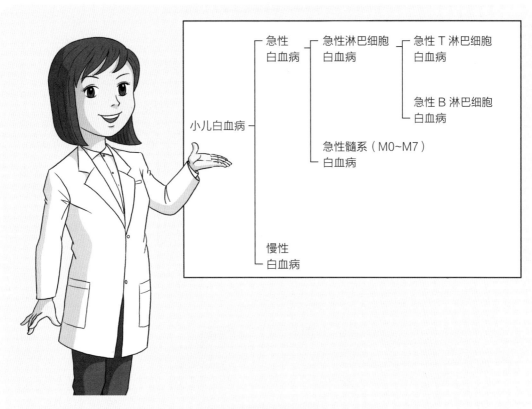

图 31　小儿白血病的分型

于急性髓系白血病。急性淋巴细胞白血病按照细胞类型又可以分为急性 T 淋巴细胞白血病和 B 淋巴细胞白血病。急性髓系白血病根据形态学可分为 M0~M7，其中急性早幼粒细胞白血病，也就是 M3 型，预后较好，被认为是可治愈的急性白血病。

5. 发热就有可能是小儿白血病吗

发热当然不全是白血病引起的，但发热是白血病患儿常见的临床症状之一。多数患儿起病时有发热，热型不定，可表现为低热、不规则发热、持续高热等，一般不伴寒战。发热可能为肿瘤热，是恶性细胞过度增殖和破坏引起的吸收热，多为低热且抗生素治疗无效。发热也可能是由于白血病患儿的正常造血和正常的免疫功能受到抑制，容易遭受周围细菌、病毒、真菌等微生物的攻击出现感染性发热，表现为咽痛、牙龈肿痛、咳嗽等，很多白血病患儿是因为发热、感染而就诊的。

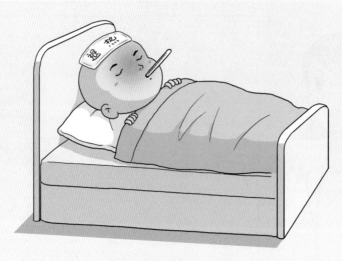

图 32　发热的白血病患儿

6. 为什么小儿白血病常出现骨和关节疼痛

小儿的骨髓多为红髓，容易被白血病细胞侵犯，骨痛的原因是白血病细胞大量增殖，使骨髓腔内张力增高。白血病细胞也可浸润骨皮质和骨膜，引起骨质破坏而疼痛。约 25% 的患儿以四肢长骨、肩、膝、腕、踝等关节疼痛为首发症状，其中部分患儿呈游走性关节痛，局部红肿现象多不明显。胸骨压痛是白血病常见的体征。骨和关节疼痛多见于急性淋巴细胞白血病。当儿童出现骨和关节的疼痛时，若无其他明显病因，应注意除外白血病的可能。

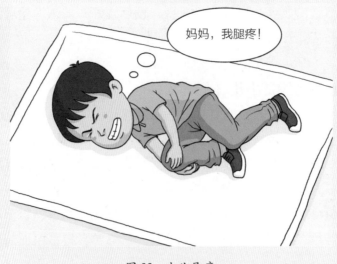

图 33　小儿骨痛

7. 小儿急性髓系白血病的疗效怎么样

小儿急性髓系白血病在临床上根据形态学可分为 M0~M7 共 8 种类型，其中 M3 型又称急性早幼粒细胞白血病，其治愈率达 95% 以上，是目前治疗效果最好的白血病类型。小儿急性髓系白血病的治疗主要包括诱导治疗和缓解后治疗。与急性淋巴细胞白血病相比，急性髓系白血病的化疗难度更大，并发症较多，每个患儿都必须经过严重的骨髓抑制期才有可能达到完全缓解。相对而言，儿童急性髓系白血病缓解率较低，复发、难治者预后更差，更多患儿需要造血干细胞移植获救，儿童急性髓系白血病的预后与宿主因素、治疗反应和急性髓系白血病疾病特点等因素相关，需要综合考虑造血干细胞移植适应证，一般来讲，高危组患儿需要在第一次完全缓解期进行造血干细胞移植。国际先进治疗组的急性髓系白血病 5 年总生存率约为 60%~70%。

8. 小儿急性淋巴细胞白血病的疗效怎么样

小儿急性淋巴细胞白血病是小儿白血病中比较常见的类型，主要包括诱导治疗、巩固治疗、维持治疗和髓外白血病预防。急性淋巴细胞白血病的自然病程平均为 3 个月，如不治疗，多数患儿于 6 个月内死亡。世界各治疗中心根据患儿年龄、起病白细胞数、免疫分型、细胞遗传学、分子生物学以及微小残留病检测结果等对儿童急性淋巴细胞白血病进行危险性分组，多分成低危、中危和高危，根据不同危险分组采用不同强度的化疗方案，一般而言，只有高危组急性淋巴细胞白血病才需要在第一次完全缓解（CR1）期进行造血干细胞移植。近年来由于联合化疗的进展及支持治疗的加强，急性淋巴细胞白血病已经不再被认为是致死性疾病，儿童急性淋巴细胞白血病的总体无事件生存率已经达到 80%以上，标危组的儿童急性淋巴细胞白血病 5 年无事件生存率可达 90% 以上。

9. 哪些小儿白血病需要进行移植治疗

小儿白血病联合化疗疗效相对较好，目前造血干细胞移植治疗只是一部分小儿急性白血病治疗的首选方法。适合选择造血干细胞移植的小儿白血病主要包括：

（1）高危型急性淋巴细胞白血病第一次完全缓解期。

（2）急性淋巴细胞白血病复发后完全缓解期。

（3）高危型急性髓系白血病第一次完全缓解期。

（4）诱导治疗未缓解的急性髓系白血病患儿。

（5）急性髓系白血病复发后。

（6）急性早幼粒细胞白血病巩固治疗后持续融合基因阳性、分子生物学复发或血液学复发的患儿。

10. CAR-T 细胞免疫治疗适用于哪些小儿白血病

CAR-T 细胞免疫疗法，即嵌合抗原受体 T 细胞免疫疗法，是一种近年发展起来的细胞免疫疗法。其原理就是通过对患儿体内的免疫细胞 T 淋巴细胞进行基因改造，使 T 淋巴细胞表达特异性的嵌合抗原受体，去特异性地识别并杀死体内的白血病细胞。目前 CAR-T 细胞免疫主要用于复发或者难治的小儿急性白血病的治疗，亦作为高危组微小残留病持续阳性儿童 ALL 桥接造血干细胞移植的治疗手段。未来，CAR-T 细胞免疫疗法有望成为治疗小儿急性淋巴细胞白血病的一线治疗手段。

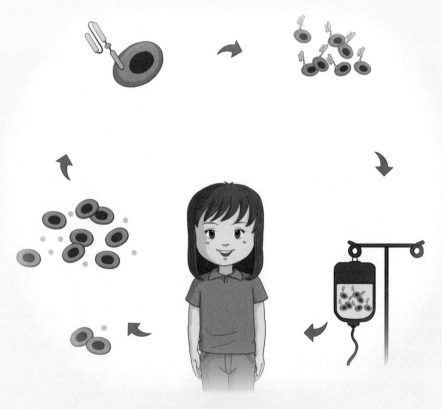

图 34　CAR-T 细胞免疫治疗流程

11. 婴儿白血病的特点是什么

婴儿白血病通常指 1 岁以内的小儿发生的急性白血病，有些国家是指在出生后 18 个月以内发生的白血病。急性白血病是婴儿期较为常见的恶性肿瘤，是围生期因肿瘤死亡的第一位原因。婴儿急性白血病中白血病的构成类型与年长儿相比有显著不同，以急性髓系白血病为主。婴儿急性淋巴细胞白血病占所有小儿急性淋巴细胞白血病的 2.5%~5%，婴儿急性髓系白血病占所有小儿急性髓系白血病的 6%~14%。与年长儿发生的白血病相比，婴儿急性白血病髓外浸润出现早，且症状突出，常表现为白细胞增高，肝、脾、淋巴结明显肿大，中枢神经系统浸润症状，骨质破坏等。婴儿急性白血病疗效普遍不如年长儿，起病急，进展快，早期死亡率较高。

（魏辉　刘巧雪）

九、老年白血病

老年白血病在我国并不少见，与青壮年患者相比，老年白血病患者起病相对缓慢，多以贫血为主要症状，急性白血病以急性单核细胞白血病常见，慢性白血病则以慢性淋巴细胞白血病最为常见。此外，部分老年患者的骨髓象表现为低增生性白血病，他们的血细胞减少、骨髓增生低下。另一种被称为"毛细胞白血病"的疾病也见于老年人群中。该病起病隐匿，患者常因乏力、巨脾而被发现，该病也呈慢进展，患者生存期较长，是一种比较罕见的白血病。老年人体质较差，又常常合并有其他系统疾病，对强烈化疗的耐受力差，预后较差。对于这类患者，临床上应根据他们身体的具体情况选择联合化疗方案，或是采取姑息性治疗，否则过度的强烈化疗往往可能加速患者的死亡。

（一）被肿瘤盯上的老年人

1. 老年人也会得白血病

世界卫生组织对老年人的定义为 60 周岁以上的人群，而西方一些发达国家则认为 65 岁是分界点。我国历来称 60 岁为"花甲"，并规定这一年龄为退休年龄。同时由于我国地处亚太地区，这一地区规定 60 岁以上为老年人，因此，我国现阶段以 60 岁以上为划分老年人的通用标准。老年人为什么容易患上老年急性白血病呢？根据相关数据统计，老年人患上白血病可能与患者的岁数和身体机制有关，人只要到了一定的年龄身体状况便会走下坡路，这是正常现象，特别在免疫方面，这就了给白血病有乘虚而入的机会。影响老年急性白血病的主要因素有生理因素和社会因素。

（1）生理因素：生理问题导致老年急性白血病的出现，这是个不争的事实。老年人因为生理问题容易患各种的疾病，比如说肿瘤等，以慢性淋巴细胞白血病、恶性淋巴瘤、多发性骨髓瘤为多见。老年人白血病发病率比较高，急性白血病以急性单核细胞白血病最为常见。

（2）社会因素：虽然说社会的生活质量得到了提高，但高质量的生活背后藏匿着危害生命的因素，白血病并不会因生活水平的提高而减少攻击力，反而会变本加厉，特别是对机体状况相对较差的老年朋友来说，会严重危害他们的健康。

2. 是否像其他类型肿瘤一样，老年白血病发病率也在逐年上升

白血病在我国的发病率约为 2.76/10 万，在恶性肿瘤死亡率中，居第 6 位（男性）和第 8 位（女性），在儿童及 35 岁以下成人中则居第 1 位。在白血病分型分布方面，我国与亚洲一些国家较近似，急性型多于慢性型，约为 5.5∶1，急性白血病占 70% 以上，其中以急性粒细胞白血病占首位，急性淋巴细胞白血病次之，急性单核细胞白血病最少。慢性白血病以慢性粒细胞白血病多见，慢性淋巴细胞白血病仅占 2%。在各型白血病中，男性比女性为多见，约为 1.81∶1。各型白血病的年龄特征是：急性粒细胞白血病与急性单核细胞白血病，以 40 岁以上的成年人多见；急性淋巴细胞白血病，可占儿童白血病的 70% 以上（尤其以 0~9 岁儿童多见），占成人白血病的 20% 左右；慢性粒细胞白血病多见于成人；慢性淋巴细胞白血病是一种典型的老年病，男性居多。提到白血病，人们往往想到的是儿童和成人，近年来我国老年白血病的发病率也开始呈上升趋势，引起广泛关注。相关数据显示，美国所有白血病的中位发病年龄是 67 岁。预计我国的中位发病年龄也在 60 岁左右。随着老龄化社会到来，年长者的白血病发病率一定会更高，老年白血病已引起国内血液学界许多医学专家的注意。

3. 老年人有什么样的症状需要警惕老年白血病，何时需要就医

随着我国老年人口的增加，老年急性白血病也有增多的趋势。老年人骨髓及其他脏器功能的衰退决定了老年人急性白血病有不同于青年人的特点。通过对老年急性白血病的分析，将其特点概括为：

（1）老年急性白血病多数起病隐匿。

（2）早期多以乏力、食欲缺乏等症状为主，随着病情演化，逐渐出现淋巴结肿大、贫血、发热、出血等严重症状。

1）贫血：白血病患者中首先出现的症状就是贫血，而且贫血的症状会随着自身疾病的发展而逐渐地加重，白血病患者经常会出现脸色苍白或者是四肢乏力等症状。

2）淋巴结肿大：有一部分的患者会出现颈部淋巴结肿大、腋下淋巴结肿大或

者是腹股沟淋巴结肿大，全身淋巴结肿大的现象在急性淋巴细胞白血病患者中最为常见，而其他的白血病种类人群也有可能会出现淋巴结肿大。

（3）老年急性白血病患者合并症多，尤其是心血管和呼吸系统疾病，给治疗增加了一定困难。

如果老年人出现了上述症状，应该及时就医，避免延误病情，做到早发现、早治疗。

4. 老年白血病有诱因吗

由于老年白血病的确切病因至今未明，因此，许多因素被认为和白血病发生有关。病毒可能是主要因素，此外尚有电离辐射、化学毒物或药物、遗传因素等。

（1）化学物质：苯致白血病作用比较肯定。苯致急性白血病以急性髓系白血病和急性红白血病为主。苯致慢性白血病主要为慢性淋巴细胞白血病 CL。烷化剂和细胞毒药物可致继发性白血病也较肯定。多数继发性白血病发生在原有淋巴系统恶性肿瘤和易产生免疫缺陷的恶性肿瘤长期烷化剂治疗后，发病间隔 2~8 年。化疗引起的继发性白血病以急性髓系白血病为主，且发病前常有一个全血细胞减少期。

（2）遗传因素：某些白血病发病与遗传因素有关。单卵双胎如一人患白血病另一人患白血病的机会为 20%。家族性白血病发病率占白血病例总数 0.7%，偶见先天性白血病。某些遗传性疾病常伴较高的白血病发病率，包括 Down、Bloom、Klinefelter、Fanconi 和 Wiskott-Aldrich 综合征，急性白血病发生率比一般人群高 20 倍。上述多数遗传性疾患具有染色体畸变和断裂，但绝大多数白血病不是遗传性疾病。

（3）病毒：人类白血病的病毒病因研究已有数十年历史，但至今只有成人 T 细胞白血病肯定是由病毒引起的。成人 T 细胞白血病或淋巴瘤（ATL），流行病学调查发现，在日本西南部、加勒比海区域及中部非洲高发流行。在 ATL 细胞系中发现 ATL 相关抗原，并在电镜下发现了病毒颗粒。ATL 高发区也是 HTLV-1 感染的高发区。HTLV-I 具有传染性，可通过乳汁母婴传播，通过性交和输血传播。其他病毒如 HTLV-Ⅱ和毛细胞白血病，EB 病毒和 ALL-L3 亚型的关系尚未完全肯定。其他类型白血病尚无法证实其病毒病因，并不具有传染性。

（4）电离辐射：电离辐射有致白血病作用，其作用与放射剂量大小和照射部位有关。一次大剂量或多次小剂量照射均有致白血病作用。全身照射，特别是骨髓受到照射，可致骨髓抑制和免疫抑制，照射后数月仍可观察到染色体的断裂和畸变。1945 年日本广岛和长崎遭原子弹袭击后幸存者中发生白血病病例数较未辐射地区高 30 倍和 17 倍。放射治疗强直性脊柱炎和 ^{32}P 治疗真性红细胞增多症，白血病发生率均较对照组高。有数据表明我国临床 X 线工作者白血病发病率 9.61/10 万（标化率 9.67/10 万），而其他医务人员为 2.74/10 万（标化率 2.77/10 万）。放射可诱发急性非淋巴细胞白血病（ANLL）、急性淋巴细胞白血病（AL）和慢性髓系白血病（CML），并且发病前常有一段骨髓抑制期，其潜伏期为 2~16 年。诊断性照射是否会致白血病尚无确切的根据。

（二）老年人得了白血病等于判了"死刑"吗

5. 老年白血病都有哪些

（1）按病程缓急和细胞分化程度分类：

1）急性白血病（AL）：病程急，自然病程一般仅几个月。骨髓及周围血中以异常原始及早期幼稚细胞为主。

2）慢性白血病（CL）：病程较缓慢，自然病程一般为数年。骨髓及周围血中以异常的成熟细胞为主，伴有幼稚细胞（见表 1）。

表 1　急性白血病和慢性白血病的区别

	急性白血病（AL）	慢性白血病（CL）
起病	较急	缓慢
病程	短	较长
细胞分化程度	差，以原始及早期幼稚细胞为主	较好，以晚期幼稚细胞及成熟细胞为主

（2）按白细胞形态和生化特征分类：

1）急性白血病（FAB 分类）

① 急性淋巴细胞白血病（简称急淋，ALL）：分为 L1、L2、L3 3 个亚型。

② 急性非淋巴细胞白血病（简称急非淋，ANLL）：可分为 8 个亚型。

M0 ——急性髓系白血病微分化型；

M1 ——急性粒细胞白血病未分化型；

M2 ——急性粒细胞白血病部分分化型；

M3 ——急性早幼粒细胞白血病；

M4 ——急性粒 - 单核细胞白血病；

M5 ——急性单核细胞白血病；

M6 ——急性红白血病；

M7 ——急性巨核细胞白血病。

2）慢性白血病（CL）

分为：慢性淋巴细胞白血病（CLL），该疾病老年人发病率较高；慢性髓系白血病（CML）。

（3）根据免疫学标记分类：近年来根据白血病细胞的形态学（M）、免疫学（I）、细胞遗传学（C）、分子生物学（M）进行综合分型，即 MICM 分型。

老年白血病发病率比较高，急性白血病以急性单核细胞白血病最为常见，慢性白血病以慢性淋巴细胞白血病最为常见。

6. 老年白血病有治愈的可能性吗

老年白血病是否有治愈可能性，需根据白血病的类型具体分析。

老年急性白血病分为急性髓系白血病以及急性淋巴细胞白血病，随着年龄增长，急性髓系白血病的发病率逐渐升高，发病的中位年龄接近 70 岁，其中 65~70 岁年龄段是发病的高峰期。相较于年轻患者，老年患者的合并症及并发症多、功能储备降低，而高龄本身常伴有不良的疾病特征和疾病原发耐药基因增加等，都导致老年急性白血病患者预后较差及不可治愈性。

老年慢性白血病以慢性淋巴细胞白血病为多见。慢性淋巴细胞白血病异质性很强，不同患者之间预后差别很大，有的患者疾病发展非常缓慢，甚至可以长期观察而无需治疗，而有的诊断后进展较快，在 1~2 年内死于本病，还有的缓慢进展而最终需要治疗。而慢性髓系白血病，因靶向药物上市，临床预后大大改善。第一代酪氨酸激酶抑制剂（TKI）伊马替尼作为一线治疗药物使慢性髓系白血病患者的 10 年生存率达 85%~90%，尼罗替尼、达沙替尼等第二代 TKI 一线治疗慢性髓系白血病能够获得更快、更深的分子学反应，逐步成为慢性髓系白血病患者的一线治疗方案之一。目前越来越多的临床研究数据表明，TKI 治疗获得深度分子学反应持续超过 2 年的患者部分能够获得长期的无治疗缓解，即功能性治愈。

（三）老年白血病的治疗

7. **目前对于老年白血病，是否有有效的治疗措施**

随着年龄增长，急性髓系白血病的发生率逐渐升高，65~70 岁年龄段是急性髓系白血病发病的高峰期。中国每年新发急性白血病 1.6 万例，50% 以上为急性髓系白血病（非早幼）。美国每年新发 60 岁以上急性髓系白血病 14 500 例，其中 1/3 超过 75 岁，欧洲每年新发急性髓系白血病 1.8 万例，新诊断急性髓系白血病 <60 岁（19~59 岁）强化疗，CR 率 72%，中位生存期 22.8 个月，5 年生存率 38%。新诊断急性髓系白血病 ≥60 岁，不化疗 3 年生存率 8.4%。新诊断急性髓系白血病 ≥65 岁，不化疗中位生存期 2 个月，新诊断急性髓系白血病 ≥60 岁，强化疗 CR 率 48%，中位生存 7.4 个月，5 年生存率 10%。新诊断急性髓系白血病 ≥70 岁，强化疗 CR 率相当，中位生存期 5.1 个月。老年急性髓系白血病 2 年以上存活率仅 10%。

8. **老年白血病只能化疗吗**

（1）60 岁为急性髓系白血病治疗分界点（NCCN 和 ELN 共同意见）

标准的治疗方案为：诱导治疗 + 缓解后巩固强化治疗，此项治疗属于高强度治疗。

诱导治疗需要考虑的因素：年龄、体能、核型、既往史、合并症。诱导治疗的强度选择多样，无唯一标准方案。

对于老年急性髓系白血病患者 NCCN 推荐：临床试验、标准 DA 方案、氯法拉滨、低剂量阿糖胞苷、地西他滨、阿扎胞苷、最佳的支持治疗均可以。但 NCCN 目前首推低强度治疗。

ELN 推荐：60~74 岁且体能 <2 分且无合并症者可接受高强度治疗，用标准方案诱导；≥65 岁且体能 >2 分或 ≥65 岁且有合并症者或 ≥75 岁者，建议低剂量阿糖胞苷。

中国指南推荐：体能 ≤2 分临床试验、标准 DA 方案、HA 方案、LDAC 均可。

（2）对于慢性淋巴细胞白血病，不同患者之间预后差别很大，有的患者疾病发展非常缓慢，甚至可以长期观察而无需治疗，而有的诊断后进展较快，需要联合化疗治疗。而慢性髓系白血病，因靶向药物上市，目前绝大多数患者能依靠靶向药物（TKI 激酶抑制剂）治疗，能够获得很好的疗效。

9. 如果化疗，老年人的身体状况是否"吃得消"

老年急性髓系白血病发病中位年龄 66 岁，其中半数≥65 岁，不治疗的话，患者诊断后数周至数月内死亡，通常，诊断后仅有半数患者进行化疗，结局却依然凄惨。即使成功的诱导缓解，且之后进行巩固，绝大多数患者依然难以避免复发；治疗效果和对治疗的耐受性随着年龄增加而变差。传统的化疗毒性大，因此 NCCN 对老年急性髓系白血病有单独的建议，根据体能、细胞遗传学，或分子突变以及合并症情况，而非单独的生理年龄这个指标。老年急性髓系白血病病死率较高，化疗是目前临床上最常见的治疗方法，但老年患者身体功能退化，对于损伤性较大的化疗承受能力小，临床上常伴随多种不良反应，加大了治疗难度，影响了治疗效果。老年人是否能够化疗，需根据患者年龄、脏器情况、合并症、既往史等综合评估。

10. 化疗过程中常见的药物不良反应有哪些

目前化疗是治疗白血病的主要方法，但是化疗药物在治疗白血病的同时，往往会对机体造成不同程度的损伤，如骨髓抑制、心脏毒性、肝脏毒性、肾毒性、神经毒性、肺纤维化、胃肠道反应（如恶心、呕吐、腹泻等）。这些毒性反应及不良反应如未予充分重视，亦可导致治疗的失败，明确化疗药物对重要脏器的不良反应，有助于临床医师对不良反应进行及时准确的预防、诊断和治疗，力求在治疗白血病的同时将不良反应降到最低，以达到更好的治疗效果。

11. 老年白血病能否骨髓移植

虽然造血干细胞移植能够有效治愈白血病，但对于老年患者移植毒性及严重并发症限制了移植技术的广泛应用。而随着微移植技术的问世与发展，白血病乃至恶性肿瘤的治疗将进入"高效微毒新时代"。微移植是一种在保存受者正常免疫功能的条件下进行人类白细胞抗原配型不相合的造血干细胞移植的治疗模式，包含化疗和供者造血干细胞输注两部分，需要经过 4~5 个疗程的序贯治疗。治疗间隔期和随访期患者能够正常在家生活或恢复工作和学习，不需服用抗排异药物。这种方法不仅能够发挥有效的抗白血病效应，而且去除了传统移植预处理的毒性，避免了移植物抗宿主病。可以说，微移植是继清髓造血干细胞移植及非清髓造血干细胞移植后，白血病移植治疗的第二次革命，同时给老年白血病治疗提供了另一种有效的治疗方案。

与其他治疗方法相比，微移植具有如下优点：

（1）清髓造血干细胞移植，55岁以上不能做。非清髓造血干细胞移植拓展了年龄范围，但是70岁以上患者对移植耐受性差，并发症多，疗效不好。而微移植治疗在理论上没有年龄的限制，已有的患者年龄范围是8~88岁。

（2）无白细胞抗原配型限制，也不受亲缘、血型限制，配型不全相合的健康人都可作为供者。

（3）传统的免疫治疗使用的是成熟的免疫细胞，大部分来源于患者自己的细胞，基本程序是把淋巴细胞采集出来，在体外培养刺激7~14天再输回去。但是，恶性疾病患者自身的免疫细胞往往缺乏抗肿瘤的能力，即使体外激活恢复部分功能，也很难激活和改变体内现有的免疫功能，而且这些细胞都是已经体外培养分化成熟的细胞，在体内不能长期存活。微移植采用的是粒细胞集落刺激因子动员后的外周血造血干细胞，均来源于健康供者。细胞在体外经过特殊处理，增加了抗白血病活性后输注给患者。输注的造血干细胞将在患者体内继续分化成熟一段时间，最后少量植

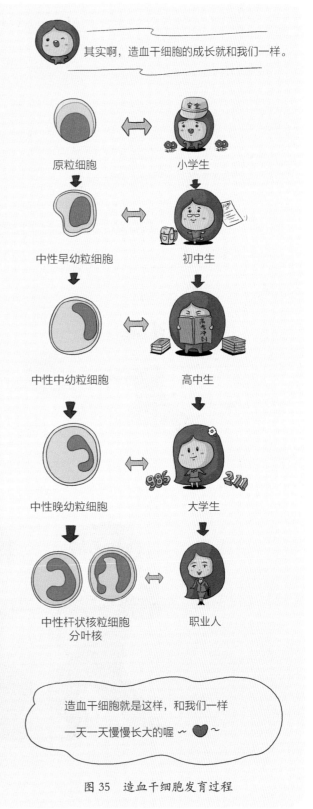

其实啊，造血干细胞的成长就和我们一样。

原粒细胞 ⟷ 小学生

中性早幼粒细胞 ⟷ 初中生

中性中幼粒细胞 ⟷ 高中生

中性晚幼粒细胞 ⟷ 大学生

中性杆状核粒细胞 分叶核 ⟷ 职业人

造血干细胞就是这样，和我们一样 一天一天慢慢长大的喔 ～ ♥ ～

图35 造血干细胞发育过程

入患者体内长期存活，不仅发挥供者细胞的抗肿瘤效应，而且能够激活或恢复患者自身免疫功能，产生受者抗肿瘤效应。

（4）传统治疗的老年患者 2 年无病存活率只有不到 20%，而微移植的老年患者 2 年无病生存率接近 40%，低危中青年急性髓系白血病的 6 年无病存活率可达到 84.4%。

（5）清髓造血干细胞移植预处理采用的是致死剂量的放化疗，非清髓造血干细胞移植虽然降低了预处理的剂量，但是相关不良反应仍然比较大。微移植则不仅不采用致死剂量的放化疗，而且避免应用免疫抑制剂，仅应用针对白血病细胞的化疗，并输注造血干细胞促进造血恢复和发挥抗白血病效应，不仅微毒，而且高效。对于老年白血病的治疗，不失为一种新的治疗手段。

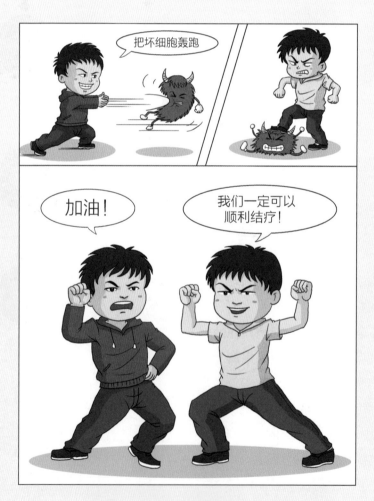

图 36 移植效应

（四）老年白血病与成人白血病的比较

12. 老年白血病与成人白血病的治疗有什么不一样吗

随着年龄增加，生物学行为和临床特点变化，老年白血病与成人白血病相比，更容易发现不良染色体核型，而良好核型少见。老年人多数有前驱血液病病史，增加了治疗难度。老年人较高表达耐药基因，使疗效降低。老年人通常合并症多、脏器功能差、体能差、化疗耐受性差，使化疗风险增高、治疗难度加大，死亡率增加。基于以上特点，临床上应根据患者身体的具体情况选择联合化疗方案，或是采取姑息性治疗，否则过度的强烈化疗往往可能加速老年白血病患者的死亡。

13. 老年白血病与成人白血病相比，疗效如何

年龄作为判断急性白血病预后因素的一个主要指标是公认的。年龄的大小直接影响缓解率，对生存期亦有影响。小于 60 岁易获得长期生存。老年急性白血病预后差主要是由老年患者本身的特点决定的。进入老年后，各系统器官功能减退，免疫功能差，肝脏及肾脏的清除能力下降，药物排泄迟缓，血循环中的药物浓度增高，从而增加了药物在体内的不良反应，导致生命重要脏器功能不全。另外老年人与青壮年白血病细胞内在生物学特征亦有所不同，老年急性髓系白血病转化在多能干细胞水平，而年轻急性髓系白血病在定向祖细胞水平。老年急性髓系白血病非整倍体和易位可高达 50%~70%，预后较好的核型在老年人少，而预后较差的异常核型多见。老年急性淋巴细胞白血病中 L3 较常见，而 L3 以 B 淋巴细胞为主，亦是影响疗效和预后的重要因素。随着年龄的增长，造血功能亦不断地发生改变，Harstorlk 等对 117 例不影响造血组织的疾病所造成的突然死亡的尸体进行骨活检研究，发现造血组织随年龄的增长而减少，30 岁以前造血组织呈进行性减少，以后相对稳定，60 岁以后又再度减少。因此老年患者在较强烈的化疗后，其骨髓重建能力及对化疗药物的耐受力均较差，尤其是老年急性淋巴细胞白血病虽然发病率低，但白血病细胞相对易产生耐药，对化疗反应的敏感性差，常需强化疗，而绝大多数患者不能耐受普通成人的全量化疗方案，化疗期间并发症多，易死于诱导期间有关的化疗毒性反应。因此目前老年急性白血病的治疗是非常棘手的，在治疗时如何正确地选择化疗方案及强度至关重要。应该强调个体化治疗，根据患者的年龄、一般状况、重要脏器功能、白血病进展速度，

对化疗药物的耐受和反应性，造血祖细胞恢复情况和速度，患者及家属的经济状况等因素进行综合考虑，灵活调整治疗方案，制订合理的治疗方案，提高缓解率，减少化疗的并发症。坚信随着医学科学的进展，新的抗白血病药物的不断问世，肿瘤疫苗、免疫治疗的应用，多耐药基因逆转的研究，老年急性白血病的治疗定会取得理想的疗效。

（崔丽娟　宁婧）

十、复发难治性白血病

人生总有那么多的不如意，患白血病已经非常不幸，但是当有一天医生突然告诉你，你的白血病复发了，你得的是难治性白血病，那真是不幸中的不幸。什么是白血病复发？什么又是难治性白血病？为什么我就得了复发难治性白血病呢？它和其他白血病有什么不一样？得了复发难治性白血病我应该做些什么？复发难治性白血病怎么样治疗？它的治疗效果怎么样呢……一大堆的疑问在你脑海中浮现，下面，我们将带大家来认识复发难治性白血病的真面目。

1. 怎样知道白血病是不是复发了

经历了艰辛的化疗，白血病得到了控制，医师告诉你白血病缓解了。但当药物控制不住白血病细胞疯狂生长的时候，如果出现以下这些表现说明白血病复发了：

（1）白细胞又开始增长，贫血加重了，开始头晕、乏力、耳鸣了，血小板减少，鼻子牙齿出血了，皮肤上长出了不痛不痒的包块，骨头疼痛，这些表现都在

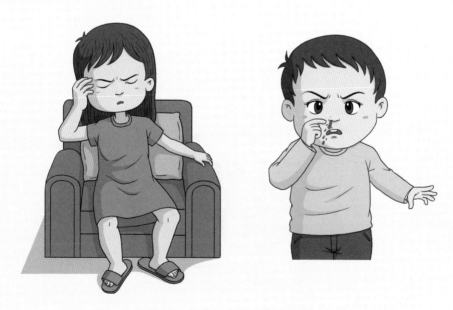

图37 头晕、乏力、鼻腔出血

· 83 ·

提示白血病可能复发了。

（2）白血病完全缓解（CR）后外周血再次出现白血病细胞或骨髓中原始细胞>5%（除外巩固化疗后骨髓再生等其他原因）或髓外出现白血病细胞浸润，提示白血病复发了。

（3）各种白血病典型的融合基因（如 *PML-RARa*、*BCR-ABL* 等）由原来的阴性转变成阳性了，也提示白血病复发了。

2. 什么是髓外白血病

髓外白血病是指白血病细胞在骨髓以外的组织或器官浸润，是复发难治白血病的高危因素。髓外白血病包括中枢神经系统白血病、睾丸白血病及其他髓外器官的浸润，如白血病眼病，白血病肺浸润、心脏浸润、皮肤浸润及肾脏、消化道、卵巢、乳房，子宫颈等脏器浸润。髓外浸润最常见的部位是中枢神经系统及睾丸。

（1）中枢神经系统白血病：白细胞侵犯蛛网膜或蛛网膜邻近神经组织而产生的临床症状和体征。中枢神经系统白血病诊断标准如下：

1）有中枢神经系统症状和体征（尤其是颅内压增高的症状和体征），如头晕、

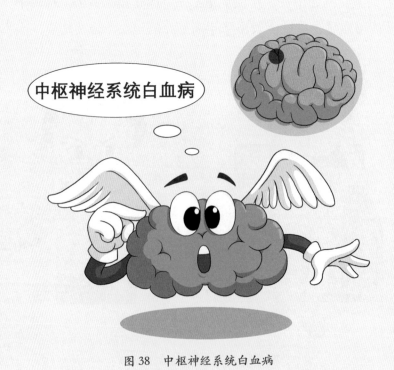

图 38　中枢神经系统白血病

头痛，恶心、呕吐，口角歪斜、肢体活动障碍、感觉异常等。

2）有脑脊液的改变：①压力增高（大于 200mmH$_2$O），或大于 60 滴 / 分；②白细胞计数大 >0.01×10^9/L；③涂片见到白血病细胞；④蛋白 >450mg/L，或潘氏试验阳性；⑤排除其他原因造成的中枢神经系统损伤或脑脊液的相似改变。

（2）睾丸白血病：早期可无任何临床表现，仅在睾丸活组织检查中发现。明显的睾丸白血病患者，睾丸呈无痛性肿大，局部变硬，可以呈结节状，阴囊皮肤色泽改变，多呈棕褐色或青黑色。睾丸肿大多为单侧性，也可双侧肿大，即使是单侧肿大，对侧通常也有白血病浸润，实际上睾丸白血病常侵犯双侧睾丸。

3. 白血病的疗程和缓解期如何计算

（1）白血病的治疗疗程分为诱导缓解治疗、巩固治疗、维持强化治疗。

1）诱导缓解治疗：达到治愈目标的首要前提是尽快达到完全缓解，在白血病的诊断及分型明确以后，针对不同类型的急性白血病制订强有力的联合化疗方案，以期使白血病患者在短期内达到完全缓解。这一阶段的化疗称为诱导化疗，大多数患者通过 1~2 个疗程可以达到完全缓解。

2）巩固治疗：急性白血病经过化疗虽然已达到临床及血液病学的完全缓解，但依据实验白血病理论推算，此时体内估计尚有 10^6~10^7 的白血病细胞，称为微小残留病灶，此期病态称为微小残留白血病。残留的白血病细胞成为白血病复发的根源。如果患者经过诱导化疗达到完全缓解后不继续给予治疗，则患者病情很快就会复发。完全缓解后继续化疗非常重要，其目的是在诱导缓解的基础上，利用诱导方案对白血病细胞的杀伤性，继续杀灭残留白血病细胞。这个阶段的巩固治疗相当重要，一般需要再用 3 个疗程左右的联合化疗，这对延长缓解期、提高长期生存率很有帮助。

3）维持强化治疗：在诱导化疗和巩固化疗的基础上继续采用化疗，更进一步杀灭残余的白血病细胞，其目的是防止复发，提高长期生存率，甚至治愈。在一定时间内对某些类型的白血病维持期的时间越长，效果越佳。因此，在诱导化疗取得完全缓解后再加上巩固化疗，然后再进入维持化疗阶段。目前有些治疗方案在维持化疗过程中还要加入强化化疗，以期全部杀灭白血病细胞以达到治愈的目的。目前情况下，除部分白血病患者可以继续通过化疗以达到治愈外，其余患者有条件者均应考虑造血干细胞移植，而无条件做移植的患者应继续给予定期化疗或生物学治疗。

（2）缓解期是指白血病完全缓解（血象、骨髓象、临床三个方面）起至白血病复发或至完全缓解状态死亡的时间。

4. 什么是复发难治性白血病

（1）复发性白血病诊断标准：完全缓解（CR）后外周血再次出现白血病细胞或骨髓中原始细胞 >5%（除外巩固化疗后骨髓再生等其他原因）或髓外出现白血病细胞浸润。

（2）难治性白血病诊断标准：经过标准方案治疗 2 个疗程无效的初治病例；完全缓解后经过巩固强化治疗，12 个月内复发者；12 个月后复发但经过常规化疗无效者；2 次或多次复发者；髓外白血病持续存在者。

5. 为什么会是复发难治性白血病

复发难治性白血病形成的主要原因是白血病细胞对化疗药物产生耐药。

白血病细胞耐药分为原发耐药（化疗前即存在）和继发耐药（反复化疗诱导白血病细胞对化疗药物产生耐药）。

（1）白血病化疗耐药是指白血病对化疗药物的不敏感性，表现为白血病细胞对化疗药物在最大耐受剂量时反应降低或完全无反应。化疗耐药可以天然存在，即原发耐药（内源性耐药），也可由抗癌药物诱发继发耐药（获得性耐药）。

（2）白血病化疗耐药也可以依据耐药谱分为原发耐药，即对某一种化疗药物耐药，以及多药耐药。多药耐药是白血病耐药性最为重要的耐药形式，它是指白血病接触一种抗癌药物后产生的对多种结构和功能迥异的抗癌药物的耐受性，导致联合化疗失败。

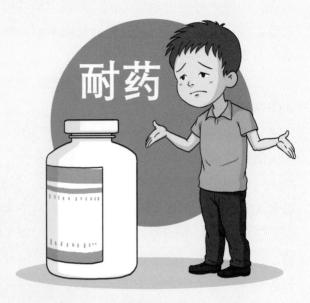

（3）还有再生耐药，指化疗药物能够大量杀死白血病细胞，但停用化疗药物后由于白血病细胞的迅速再生或增殖而导致白血病复发，化疗失败。

图 39　耐药

6. 白血病缓解后为什么还要坚持化疗

（1）白血病临床诊断时，体内白血病细胞总数已达 10^{10}，到白血病恶化时白血病细胞总数可达 10^{12}，每一疗程的联合化疗能杀死一定比率的白血病细胞，白血病细胞降到 10^8 以下临床已达完全缓解，骨髓检查无明显形态学的白血病细胞，肝、脾、淋巴结等浸润症状消退。

（2）可见骨髓及血象达到完全缓解时，体内仍有一定数量的白血病细胞，如果不继续治疗，按照细胞周期倍增时间为 5 天计算，经过 10 代倍增即 5 天 ×10=50 天，白血病细胞数达 10^{12}，白血病又会复发。即使体内仅有一个白血病细胞，经过 40 代即 5 天 ×40=200 天，白血病细胞数达 10^{12}，仍能复发，而且残留白血病细胞越多，复发也越快。

（3）白血病一旦复发，争取第 2 次缓解的难度明显加大，而且第 2 次缓解后，长期缓解生存的可能性大大下降，因此白血病经缓解后仍应继续巩固强化及维持治疗。

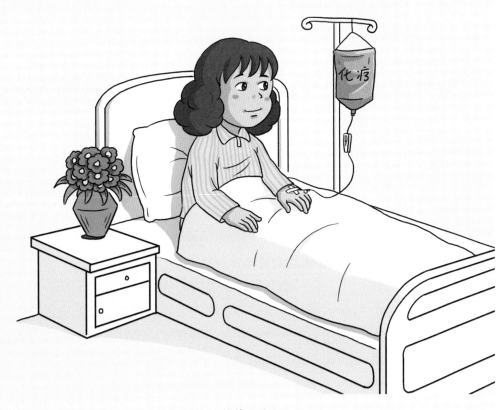

图 40　坚持化疗

（4）白血病缓解后巩固强化治疗是进一步消灭残存白血病细胞的主要手段，强化治疗是在机体能够耐受的前提下，尽可能的最大的剂量杀灭更多的白血病细胞。

7. 怎样早期预测白血病是不是会成为复发难治性白血病

复发难治性白血病的早期预测，需要根据患者的年龄、病史、白细胞计数、检测的融合基因、染色体、治疗效果、微小残留水平等等，由以下方面因素预测白血病可能发展为复发难治性白血病：

（1）年龄大于 60 岁。

（2）此前有骨髓增生异常综合征或骨髓增殖性肿瘤病史。

（3）治疗相关性 / 继发性白血病。

（4）第一次诊断时高白细胞计数（白细胞 $\geqslant 100 \times 10^9$/L）。

（5）合并中枢神经系统白血病、髓外白血病。

（6）预后差的染色体核型 [单体核型、复杂核型（$\geqslant 3$ 种）、–5、–7、5q–、–17 或 abn（17p）、11q23 染色体异位（除外 t（9；11））、inv（3）（q21q26.2）或 t（3；3）（q21；q26.2）、t（6；9）（p23；q24）、t（9；22）（q34.1；q11.2）、t（4；11）]。

（7）预后差的分子遗传学标志（*TP53* 突变、*RUNX1* 突变、*ASXL1* 突变、*FLT3-ITD* 突变、*BCR-ABL*、*ALL-AF*、*E2A-PBX*、低二倍体、*HOX11L2* 过表达、*CALM-AF4* 过表达）。

（8）诱导治疗两个疗程未达到完全缓解。

（9）微小残留持续阳性。

（10）高表达 *Bcl-2*、*WT1* 等基因。

8. 复发难治性白血病还有治疗的希望吗

在治疗过程中，有一部分患者会发展为复发难治性白血病，这是否就毫无治疗的希望了呢？答案是否定的。随着医学的进步和发展，对白血病耐药、复发机制的了解以及对治疗方法的不断探索，治疗和控制复发难治性白血病，并非一件不可为之事。治疗方案通常需结合患者个体因素（如年龄、体能状况、合并症、早期治疗方案）、患者细胞遗传学、免疫表型改变、复发时间等因素，以及患者的治疗意愿来选择。除了传统的支持治疗、化疗及造血干细胞移植

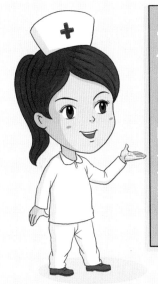

常用的方法：
使用无交叉耐药的新药组成联合化疗方案
中、大剂量化疗

临床试验：
异基因造血干细胞移植
使用耐药逆转剂
新的靶向药物治疗或生物治疗

图 41 复发难治性白血病的治疗方法

外，近年来新开发的靶向药物及细胞治疗等多种治疗方法都在开展相应的临床试验，其中一部分已经取得了令人鼓舞的疗效，可根据患者的具体情况及治疗意愿酌情选择。

9. 复发难治性急性髓系白血病该如何治疗

在急性髓系白血病（AML）的治疗中，诊断时完善的评估，规范化治疗，以及定期进行微小残留病的监测，是预防复发的关键。即便接受了规范化的治疗，仍有部分患者会发展为复发难治性白血病，如果遇到这种情况，该如何治疗呢？一般来说，复发患者的治疗选择需要根据年龄、身体状况、复发的时间、有无合适供者以及治疗意愿等综合情况来考虑，可选择重复初始有效的诱导化疗方案、挽救性化疗或者靶向药物治疗等，取得缓解后继之以异基因造血干细胞移植（HSCT）。HSCT 可作为复发难治白血病患者第二次完全缓解后的挽救治疗。不能耐受或不愿意进行强化治疗的患者还可进行适当的支持治疗，从而提高生活质量，延长生存时间。随着血液系统新药的开发及治疗方法的探索，目前还有许多针对复发难治白血病的新方案正在进行临床探索，符合条件并且有意愿的患者还可选择进入相应的临床试验。此外，积极的心态，对疾病的正确认识以及良好的心理社会支持，都有助于对抗和战胜疾病。

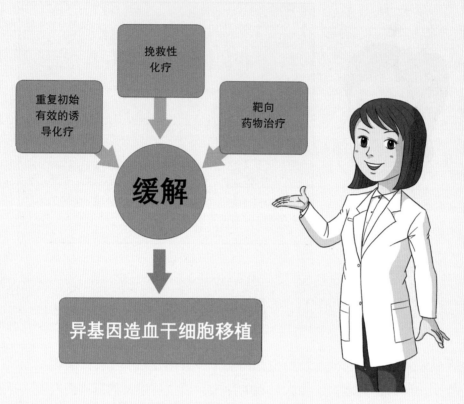

图 42　如何治疗复发难治急性髓系白血病

10. 复发难治性急性淋巴细胞性白血病的治疗选择有哪些

急性淋巴细胞白血病（ALL）在儿童期高发，治疗效果相对较好，大约 80% 的儿童能够获得临床治愈。不同于儿童，ALL 在成人白血病中占比较低，但治疗效果不甚理想，复发率高，一部分患者最终会进展为复发难治性 ALL。Ph 阳性患者通常需要进一步的分子学检测，选择或更换适宜的酪氨酸激酶抑制剂。除了以细胞毒性药物为基础的传统化疗方案，值得关注的是，近年来，靶向治疗药物例如博纳单抗、奥英妥珠单抗，以及 CAR-T 等免疫治疗方法的应用，使患者的疗效得到了显著的提高。这些治疗的目的都是取得再次缓解，为后续桥接异基因造血干细胞移植提供机会。异基因造血干细胞移植目前仍是复发难治性 ALL 可能获得治愈的手段。

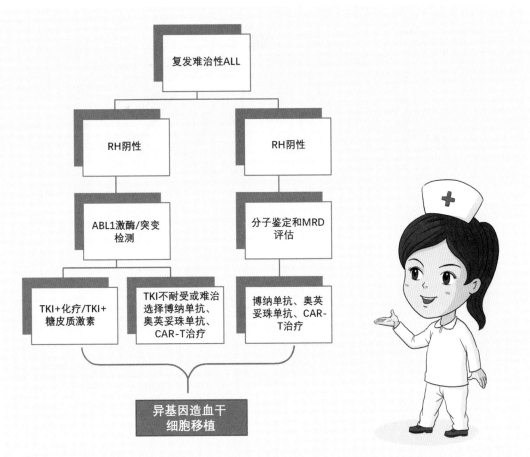

图 43　可选择的复发难治性急性淋巴细胞性白血病治疗方法

11. 什么是靶向药物

在复发难治性白血病的治疗中，我们常常会提到靶向药物治疗。通常来说，白血病细胞都具有特异性分子标志，这些"靶点"只在白血病细胞中高表达，而在正常细胞低表达或者不表达。科学家们针对这些"靶点"，设计出靶向性的治疗药物，就像精确定位的导弹瞄准靶标，最终实现对白血病细胞的靶向打击。针对这些靶点的药物也就被称为"靶向药物"。例如，用于治疗慢性髓系白血病的伊马替尼以及淋巴瘤治疗中常用的利妥昔单抗等。靶向药物治疗相比传统化疗和放疗更具有针对性，可实现量体裁衣，不良反应较小，疗效更好，从而改善生存质量。靶向药物可实现对白血病治疗的量体裁衣，但也具有相应的不良反应，有时还会产生耐药，需要严格掌握用药适应证，治疗过程中需要严密观察疗效，定期复查及随访。

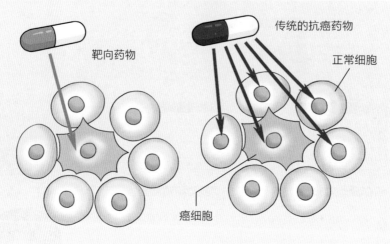

图 44　靶向药物

12. 什么是 CAR-T 细胞治疗

近年来，CAR-T 一词频繁出现在复发难治性白血病的治疗方案中，并被证实有效。那么，如此火热的 CAR-T 到底是什么，它有什么作用和优势呢？CAR-T 的全称叫嵌合抗原受体（chimeric antigen receptor，CAR）T 细胞。白血病细胞会特异性地高表达某些"靶标"。CAR-T 细胞治疗是通过基因工程技术，给 T 细胞镶嵌上可以识别"靶标"的片段，经过体外培养和扩增，再输注到患者体内，从而实现靶向定位并杀伤白血病细胞。CAR-T 细胞治疗的优势在于可以靶向识别白血病细胞，具有高亲和力，既可直接杀伤肿瘤细胞，又能分泌多种细胞因子调节免疫反应，甚至可以在体内产生记忆型的 T 细胞，起到持续抗白血病效应。和其他治疗方法一样，CAR-T 细胞治疗也有不良反应。在靶向打击白血病细胞的同时，也会诱发机体产生大量细胞因子，引起发热、低血压等症状，有时候甚至非常严重，这种情况被称为细胞因子风暴，因此，CAR-T 治疗过程中需要进行严密的观测，以便及时发现和治疗其不良反应。

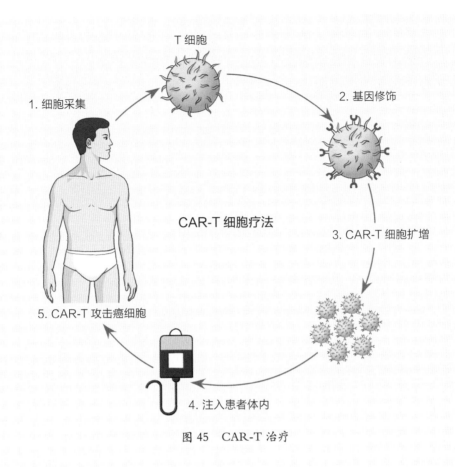

图 45　CAR-T 治疗

13.

复发难治性白血病的预后如何

随着对白血病发病机制研究的深入，危险分层指导下的治疗以及异基因造血干细胞移植技术的不断成熟完善，白血病的疗效及预后得到了极大的提升。但仍有部分患者对目前的治疗方法不敏感，最终发展为复发难治性白血病，目前尚无标准的治疗方案。复发难治性白血病患者通常都有耐药、身体一般情况较差等不利于治疗的因素，在以传统细胞毒性药物为基础的治疗时代，复发难治性白血病总体而言预后不佳。值得欣慰的是，目前靶向治疗、免疫治疗及细胞治疗等新方法在复发难治性白血病中得

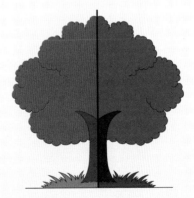

癌症≠死亡

图 46　预后

到越来越多的探索和应用，并取得了显著的疗效，为改善白血病患者的生存及预后带来了新的治疗选择及希望。在血液系统恶性疾病的新药时代，及时而适宜的治疗，不仅可改善患者生活质量，还有助于延长生存期，部分患者甚至还可获得长期生存。

（曾庆曙　阮敏　刘林　张加敏）

十一、骨髓增殖性肿瘤

有患者因白细胞血红蛋白增多、血小板增多或者脾大就诊，医师诊断为骨髓增殖性肿瘤，大部分患者都有好多疑问："大夫，这个是白血病吗？""大夫，得了这个病能活多久，我为什么会得这个病呀？""羟基脲说明书上说了是治疗白血病药物，有致癌性吗？"本部分将为大家讲述常见的骨髓增殖性肿瘤。骨髓增殖性肿瘤（myeloproliferative neoplasms，MPN），也被称为慢性骨髓增殖性疾病，临床上表现为一种或多种血细胞质和量的异常，伴肝、脾大或淋巴结的肿大。其病因及发病机制尚不完全明确。这组疾病以骨髓中某系细胞恶性增殖为主，同时均有不同程度累及其他系造血细胞的表现，各病症之间可共同存在或相互转化，最终进展为骨髓衰竭或转化为急性白血病。下面主要介绍 3 种常见的 MPN：真性红细胞增多症、原发性血小板增多症和原发性骨髓纤维化。

（一）真性红细胞增多症

真性红细胞增多症（polycythemia vera，PV）是一种克隆性的以红细胞异常增生为主的慢性骨髓增殖性肿瘤。年发病率为（0.4~1.6）/10 万，中老年人群发病多见。真性红细胞增多症病因及发病机制不详，目前认为与 *JAK2 V617F* 基因突变等有关。

1. 真性红细胞增多症有哪些表现

大多数真性红细胞增多症患者起病隐匿，常在发病数年后才出现症状，部分患者体检发现红细胞增多，或者因血栓、出血等就诊发现。由于红细胞的异常增生，导致了人体红细胞总容积增多、血液黏滞度增高，全身各脏器血流缓慢、组织缺血缺氧，从而可出现以下表现：

（1）皮肤颜色改变：由于红细胞增多，可出现皮肤和黏膜显著充血（呈红紫色），尤以面唇、舌、耳、鼻尖、颈部和上肢末端（指趾及大小鱼际）为著。

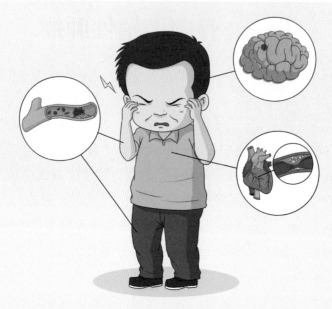

图 47　各部位血栓

（2）神经系统表现：年龄大的患者，往往血管条件不良，伴随血容量及高血细胞比容的升高，使得血液黏滞度不断增高，约半数患者会有高血压，还可出现头晕眩晕、疲乏、耳鸣、眼花、健忘等神经系统表现。

（3）血栓、栓塞：血液黏滞度增高、血流缓慢，同时伴有血小板增多时，可有血栓形成，最常见于四肢血管、脑血管及心脏血管，可造成严重症状。

（4）出血：该病有出血倾向，特别是血小板计数大于 1 000 以上时，反而促进出血。

（5）其他：本病可能会导致消化性溃疡，或刺激皮肤有明显瘙痒症；同时由于细胞增多明显，尿酸产生增加，部分患者可出现高尿酸血症，甚至痛风或结石。

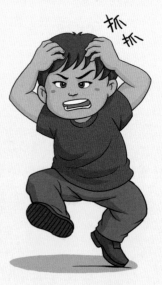

图 48　皮肤瘙痒

2. 哪些检查提示患有真性红细胞增多症

真性红细胞增多症患者红细胞计数和血红蛋白增高，血红蛋白高达 170~240g/L，由于缺铁，可呈小细胞低色素性。红细胞容量增加：男性 ≥0.54，女性≥0.50。约 2/3 患者白细胞计数增高，多在（10~30）×10^9/L。血小板计数大多高于正常，为（300~1 000）×10^9/L。由于总血容量增多及红细胞容量明显增多，血液黏滞度增高，可达正常人的 5~8 倍。骨髓检查提示造血细胞显著增生，90%~95% 患者中可检测到 *JAK2* 基因突变。

3. 血常规提示红细胞增多，就一定是真性红细胞增多症吗

若体检时发现红细胞增多，先不着急，第一件事是复查血常规，除外假性血红蛋白升高。其次，一些其他疾病，包括慢性缺氧状态，例如高山居住、肺气肿和慢性肺部疾患、心脏疾病、部分肾脏及肾上腺疾病或大量吸烟等可引起继发性红细胞增多。此外，精神紧张时正常健康人可出现一过性应激性红细胞增多症。

4. 得了真性红细胞增多症后怎么办

真性红细胞增多症目前没有根治措施，治疗目的在于抑制骨髓造血功能，使血容量及红细胞容量尽快接近正常，改善症状，减少并发症的发生。

（1）静脉放血及红细胞单采术：简而言之，人体造血过多，可以通过放血或血细胞单采技术，在短时间内使血容量降至正常，从而达到减轻症状的目的。放血这个办法简便，较年轻患者如无血栓并发症可单独采用。但需注意：①放血有引起红细胞及血小板反跳性增高的可能；②反复放血会加重缺铁；③对老年及有心血管疾病患者，放血有诱发血栓形成的可能。有条件者可至医院进行治疗性红细胞单采术。

（2）羟基脲：很多患者看到说明书会担心羟基脲有致白血病风险，但该问题争议很多年，目前大宗数据研究均未发现羟基脲有增加白血病的风险，认为其应用相对安全。可根据血细胞数值调整其剂量，维持白细胞在（3.5~5）×10^9/L，可长期应用。缺点是停药后缓解时间短，治疗过程中需频繁监测血象。有10%的患者可出现羟基脲不耐受。

（3）干扰素 α：剂量 300 万 U，每周 3 次，皮下注射。干扰素治疗的问题是价格稍贵，需注射，治疗不方便，有少数患者可能会出现药物不良反应，如发热、乏力、肌肉关节疼痛等，但这些不良反应持续时间不长，一般数天至 1 周内消失；也有个别患者可能会长期存在，提示不适合干扰素治疗。开始用药的那 1 周，可以备用解热镇痛药物，如吲哚美辛、泰诺林等。

（4）新药：目前包括 JAK2 抑制剂的多种新药处于临床试验阶段，但大都限

于 *JAK2V617F* 基因阳性的原发性骨髓纤维化患者。

（5）其他对症治疗：皮肤瘙痒多随着骨髓增生被抑制而减轻或消失，顽固者可使用抗组胺类药物。有高尿酸血症者，可用别嘌呤醇；如合并痛风性关节炎，可用秋水仙碱、糖皮质激素。小剂量阿司匹林（100mg/d）可以减少真性红细胞增多症患者的血栓并发症。

5. 得了真性红细胞增多症会影响寿命吗

该病虽然归于骨髓增殖性肿瘤，但它不是恶性疾病，虽然目前的药物无法治愈该疾病，需长期用药，但此病进展缓慢，中位生存期常在 10 年以上，血栓及出血是最为常见的危及生命的原因，绝大多数的患者只要好好控制血容量及红细胞容量接近正常，避免继发性出血及血栓，最终的寿命可以和相应年龄的正常人相似。但极少数的真性红细胞增多症可能会转化为骨髓纤维化或者白血病，所以需要定期检查血常规，既要了解药物剂量是否合适，又监测疾病的变化。未来随着科学技术的提高，对真性红细胞增多症认识的增加，可能会找到针对该病的有效办法。故患者应正确面对该病，积极配合治疗，遵医嘱，树立信心。

（二）原发性血小板增多症

原发性血小板增多症（essential thrombocythaemia，ET），也称为出血性血小板增多症，是一种以巨核细胞增生为主的造血干细胞克隆性疾病。年发病率为（1~2.5）/10 万人，多见于 50 岁以上的中老年人。

6. 原发性血小板增多症有哪些表现

（1）大多数原发性血小板增多症的患者起病隐匿，有疲劳、乏力等非特异性症状，偶然发现血小板增多或脾大而被确诊。

（2）出血：有患者会有疑问"血小板不是管止血的吗，为什么我血小板这么高还会出血呢？"原因在于该病的患者血小板虽多但血小板功能不正常。出血多反复发作，以胃肠道出血常见，也可有鼻出血、牙龈出血、血尿、皮肤黏膜瘀斑。

（3）血栓和栓塞：由于血小板的增多，患者血栓风险大，特别是年龄大，同时合并一些血栓高危因素（如：糖尿病、高血压、高胆固醇血症、吸烟等）时血栓风险尤其大。若出现肢体血管栓塞，可表现为肢体麻木、疼痛，甚至坏疽。血栓栓塞至脾及肠系膜血管时，可出现腹痛、呕吐。同时肺、脑、肾栓塞也会引起相应的临床症状。

（4）脾大：50%~80% 患者有脾大，多为中度，巨脾少见。约半数患者肝轻度大，一般无淋巴结肿大。

（5）在疾病后期，可出现向骨髓纤维化或AML 进展转化的表现。

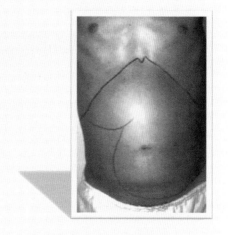

图 49　骨髓增殖性疾病患者的巨脾

7. 哪些检查提示患有原发性血小板增多症

大部分患者因发现血小板增多就诊，血小板计数超过 450×10^9/L，多在（600~3 000）$\times 10^9$/L；原发性血小板增多症白细胞可增多，常在（10~30）$\times 10^9$/L 之间；通常红细胞正常，少数患者可伴红细胞增多。骨髓检查可见各系细胞增生均明显活跃，巨核细胞增生尤为明显，以大的成熟巨核细胞增多为特征，有大量血小板聚集。约半数患者中可检测到 *JAK2V617F* 基因突变，10% 患者具有促血小板生成素受体 *MPL* 突变，亦有部分患者可以检测到 *CALR* 基因突变。

8. 患有原发性血小板增多症后如何治疗

目前对该疾病缺乏特异性的治疗方法，治疗目的主要是减少血小板数量，同时预防血栓和出血的发生。治疗方案根据原发性血小板增多症患者发生血栓并发症的危险度分级（表 2）而制订。

心血管疾病危险因素包括：高血压、糖尿病、吸烟、高胆固醇血症和肥胖等。

（1）抗血小板治疗：由于血小板增多，血栓高危，可使用抗血小板治疗。可应用小剂量阿司匹林（100mg/d），若患者不能耐受或有阿司匹林使用禁忌证，可使用氯吡格雷抗血小板治疗。

（2）骨髓抑制药物

1）羟基脲：剂量 1~2g/d，分 2~3 次口服，需定期监测血小板计数，可根据血

表 2　原发性血小板增多症患者危险度分层

危险度分级	危险因素	治疗方案
低	年龄 <40 岁，无心血管疾病危险因素	无需治疗或小剂量阿司匹林治疗
中	40~60 岁，无心血管疾病危险因素	小剂量阿司匹林治疗
高	年龄 >60 岁，有血栓症既往史，血小板 >1 500×10^9/L 和 / 或有心血管疾病危险因素	抑制细胞治疗和小剂量阿司匹林治疗

小板计数调整用药剂量。其常见并发症包括可逆的骨髓抑制和口腔黏膜溃疡。

2）干扰素 α：可以有效控制血小板数量，常用于年轻或怀孕的患者，剂量为 300 万 U 每周 3 次，皮下或肌内注射。根据耐受性和治疗反应调整剂量。治疗常见的不良反应包括流感样症状（发热、头痛、骨骼肌肉疼痛、皮疹等）。

3）血小板单采术：可迅速减少血小板量，改善症状。在紧急情况下手术前、伴急性胃肠道出血的老年患者、分娩前及骨髓抑制药不能奏效时采用。根据病情和需要决定血小板单采次数和时间隔期。一般多与其他治疗并用。

9. 原发性血小板增多症会如何演变

原发性血小板增多症大部分进展缓慢，中位生存期常在 10~15 年以上。约 10% 的患者有可能转化为其他类型的骨髓增殖性肿瘤。

（三）原发性骨髓纤维化

原发性骨髓纤维化（primary myelofibrosis，PMF）简称"骨纤"，是一种病因不明的骨髓弥漫性纤维组织增生症。

10. 原发性骨髓纤维化有何表现

（1）该病大多数中老年起病，起病隐匿，进展缓慢，因偶然发现脾大而确诊。巨脾是其最大特征，脾大质硬，无触痛。其他主要症状为贫血和脾大压迫引起的头晕、乏力、腹胀、左上腹疼痛等。此外可有低热、出汗、心动过速等表现。少数有骨骼疼痛和出血。严重贫血和出血为本病晚期表现。

少数病例可合并肝硬化，因肝静脉及门静脉血栓形成，可导致门脉高压症。病程中常合并感染。

（2）该病进展缓慢，病程长短不一，约 20% 患者最后可转化为急性白血病。

11. 原发性骨髓纤维化如何诊断

原发性骨髓纤维化常表现为巨脾、贫血，外周血涂片可见幼粒、幼红细胞，有泪滴状红细胞，诊断也需要完善骨穿形态、基因及活检，骨髓常干抽，活检证实骨髓纤维组织增生，基因检测提示存在 *JAK2V617F* 突变或其他克隆性标志（例如 MPL）。

12. 原发性骨髓纤维化如何治疗

原发性骨髓纤维化目前尚无有效的特异性药物，治疗仅为减轻症状、减少并发症、改善生存质量，医师会根据年龄和危险度分层选择不同治疗方案，低危组患者生存期较长，暂予以对症支持治疗。对高危或中危 -2 以及那些输血依赖或有不良染色体核型的中危 -1 患者，推荐做异基因造血干细胞移植。

（1）纠正贫血：严重贫血可输红细胞。雄激素、促红细胞生成素对红细胞生成也有一定疗效。

（2）部分患者白细胞及血小板增多明显时，可用干扰素、羟基脲抑制骨髓纤维化进展。另外，小剂量沙利度胺联合激素，部分患者可有脾脏缩小、血小板增加、白细胞减少的疗效。

（3）脾切除：如果巨脾明显有腹胀、左上腹疼痛等压迫症状，或发生脾梗死致疼痛不止等，或血小板明显减少伴出血表现；以及脾大、门脉高压并发食管静脉曲张破裂出血，可以行脾切除术。

（4）造血干细胞移植是唯一有可能治愈骨髓纤维化的治疗手段，越来越多应用于同胞相合的年轻患者。如果患者有不良的细胞遗传学（尤其是 17 号染色体）异常或疾病进展的临床表现，或转为急性白血病，需要尽快行造血干细胞移植。

（5）靶向药物治疗：目前已有多种候选新药进入临床研发阶段治疗原发性骨髓纤维化，其中 JAK2 抑制剂是比较成功的例子，随着科学技术的发展，越来越多的新药可能被研发。

13. 原发性骨髓纤维化注意事项有哪些

原发性骨髓纤维化治疗过程中，需定期监测血常规及腹部 B 超，预防感染，门诊定期评估疗效。

（张晓辉　何云）

十二、白血病的造血干细胞移植治疗

造血干细胞移植是白血病治疗中一种常用治疗手段，主要包括骨髓造血干细胞移植、外周血干细胞移植、脐血干细胞移植这三种方式。白血病是患者体内造血干细胞因为某些原因出现增殖失控、凋亡受阻、分化障碍等恶性克隆引起的造血异常，所以只要将这批坏掉的造血干细胞替换成正常的造血干细胞，重建患者的正常造血和免疫系统，那么问题就迎刃而解，这也是造血干细胞移植的原理。假如配型高、手术非常成功的话，能够获得非常好的治疗效果，但造血干细胞移植也伴随着高风险，首先是很难找到非常合适的骨髓配型，其次移植后患者身体免疫力会下降，容易发生感染，一旦发生感染还是很棘手的。另外就是造血干细胞移植后白血病也还有可能会复发，并非一劳永逸，而且异基因移植还有多种并发症，所以一般高危型白血病患者才会用到造血干细胞移植。

1. 骨髓有什么功能

（1）骨髓是造血之源：骨髓是人体最大的造血组织。人在出生之前，肝脏、脾脏参与造血；出生以后，骨髓成为主要的造血器官，主要位于长骨的两端、扁骨和不规则骨的骨髓腔内。成年人的骨髓分两种：红骨髓和黄骨髓。红骨髓能制造红细胞、血小板和白细胞。血小板有止血作用，白细胞能杀灭与抑制各种病原体，包括细菌、病毒等，某些淋巴细胞能制造抗体。因此，骨髓不但是造血器官，它还是重要的免疫器官。黄骨髓主要是脂肪组织，当人体贫血时，它可以转化为红骨髓。在正常成年人中，骨髓每天每千克体重产生约 25 亿个红细胞、25 亿个血小板和 10 亿个粒细胞并释放到血液循环中。然而，生产速度取决于身体的实际需要，在诸如溶血等情况下，骨髓造血速度可增加 5~10 倍。由此可见骨髓的造血能力极强。

（2）骨髓是免疫器官：人体的免疫器官有很多，包括骨髓、胸腺、脾脏、淋巴结等。其中骨髓是最重要的免疫器官。骨髓是人体产生免疫细胞的场所，即战士们所驻扎的营地，这些免疫细胞犹如战士在营地中训练成长，因此具备发现"敌军"（外来入侵者、体内衰老及异常细胞）、传递信号、攻打"敌军"的能

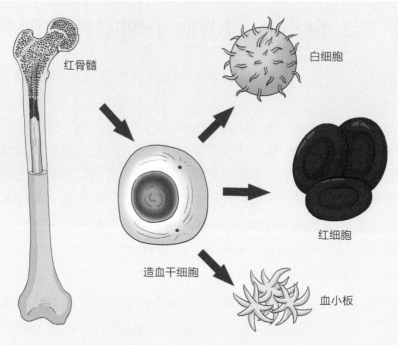

图 50　红骨髓具有造血功能

力。故骨髓功能缺陷不仅会严重损害人体造血功能，而且可引起严重的免疫功能缺陷。

2. 什么是骨髓造血干细胞移植

造血干细胞移植是目前可以治愈血液系统良恶性疾病的一种较为成熟的方法／技术手段。造血干细胞移植是通过回输采自自身或他人的造血干细胞，重建正常造血和免疫功能的一种治疗手段。我们人身体有三个部位生产和储存造血干细胞，第一个部位是骨髓，骨髓贮存着人体大部分的造血干细胞，这部分造血干细胞，我们叫它骨髓造血干细胞。还有一个部位是外周血（就是骨髓之外的周围静脉血），也就是在说血管里面还有少量的造血干细胞，我们叫它外周血造血干细胞。另外，在新生儿脐带血里有大量、丰富的造血干细胞，我们叫它脐血干细胞。所以说，造血干细胞移植包括的范围更大，除骨髓造血干细胞移植外，还包括外周血造血干细胞移植和脐血造血干细胞移植。造血干细胞移植从另外角度可以分为三类：一类为异基因骨髓移植（20 世纪 70 年代以来应用于临床，已取得很大的成功），它需有与患者人类白细胞抗原（HLA）相匹配的同胞兄弟、姐妹以及极少数的无亲缘关系的供髓者所输入的异体骨髓，或家庭成员间如父母和子女的 HLA 半相合的骨髓，以及与患者 HLA 不很匹配的无关供者的骨髓。非同胞的兄弟姐妹虽 HLA 相匹配，但易发生轻重不等的移植物抗宿主病（GVHD）。另一类为同基因骨髓移植，即极少数的同卵双胎孪生兄弟或姐妹间的骨髓移植。还有一类为自体骨髓移植（ABMT），此类骨髓移植开展较晚，20 世纪 80 年代应用于临床。用自身的骨髓，不需供髓者，此法简便，易于推广，并且无 GVHD 的发生，可用于骨髓瘤、淋巴瘤和多种对化疗敏感的实体瘤治疗。

骨髓造血干细胞移植过程如何？骨髓造血干细胞移植是将正常骨髓由静脉输入患者体内，以取代病变骨髓的治疗方法。因骨髓中含有大量造血干细胞，故骨髓造血干细胞移植是通过抽取骨髓获得造血干细胞，由静脉回输到患者体内，使其中造血干细胞持久地在患者骨髓腔分化增殖，从而恢复骨髓正常造血和免疫功能的过程。用以治疗造血功能异常、免疫功能缺陷、血液系统恶性肿瘤及其他一些恶性肿瘤。用此疗法可提高疗效，改善预后，得到长生存期乃至根治。

3. 什么是外周血造血干细胞移植

所谓"造血干细胞"是指血液系统中的"始祖细胞"，或者称为"万能细胞"。造血干细胞具有自我更新能力，其神奇之处在于能分化为各种血细胞的前体细胞，最终生成红细胞、白细胞、血小板等血细胞成分。通过使用粒细胞刺激因子（G-CSF），将骨髓中的造血干细胞大量释放到血液中去，这个过程称为造血干细胞动员。然后，通过血细胞分离机分离外周血中的细胞，从而获得大量造血干细胞用于移植，这种方法称为外周血造血干细胞移植。这种方法能够避免骨髓穿刺带来的痛苦，将移植对捐献者的影响降到最低。另外这一过程无需麻醉，和献血很像。而且，由于技术的进步，现在运用造血干细胞动员技术，只需采集分离约 50~200ml 外周血即可得到足够数量的造血干细胞。

利用外周血造血干细胞移植治疗的疾病很多，可治疗肿瘤性疾病，如白血病、骨髓瘤、淋巴瘤等；非肿瘤性疾病，如再生障碍性贫血，重症免疫缺陷病，急性放射病，地中海贫血等；也可对重症天疱疮严重并发症（双侧股骨头无菌性坏死）以及重症肌无力等疾病患者进行治疗。

4. 什么是脐血移植

脐血又称胎盘血或脐带血，是胎儿娩出、脐带结扎并离断后残留在胎盘和脐带中的血液。脐血中含有一定数目的造血干细胞和间充质干细胞，新生婴儿的脐带血中含有丰富的干细胞，将其采集以后在特定条件下保存，可用于异体干细胞移植。通过静脉输注脐血造血干细胞给患者，重新建立骨髓造血及免疫功能。

（1）脐血移植具有一定优点：①脐带血来源丰富；②采集方便，对产妇和胎儿无任何损害；③与非血缘骨髓库不同，脐血是以实物形式保存，不会被供者拒绝；④寻找 HLA 相合脐血所需时间短，可根据患者需要及时进行移植；⑤脐血中免疫细胞不成熟，移植后急、慢性 GVHD 的发生率低且严重程度较轻，可耐受较大的 HLA 差异，故脐血库较骨髓库需要较少的供者；⑥脐血中各种病毒感染的机会较小，移植后病毒感染性疾病发生率低。

（2）脐血移植也具有一定缺点：①脐血量有限，细胞数量少，在成人中进行脐血移植有一定的限制性；②具有潜在过继遗传性疾病的可能；③如移植失败，无备用骨髓及外周血干细胞进行再次移植，对恶性血液病患者，亦不能进行淋巴细胞输注；④造血重建的时间较长，感染、出血的发生概率较大。

5. 什么是自体造血干细胞移植

近 20 年来，多采用外周血造血干细胞进行移植，因为外周血采集过程安全、简便、被采集者痛苦少，也省去了麻醉，避免了麻醉的风险。同时外周血白血病细胞含量远少于骨髓，回输后造血恢复相对较快。正常情况下，造血干细胞存在于骨髓中，其在外周血中含量极低，外周血中所含造血干细胞仅为骨髓的 1%~10%，采集前需经过有效的干细胞动员才能使造血干细胞从骨髓中释放到外周血中。外周血造血干细胞移植一般选择患者疾病已完全缓解，再经 3~4 个疗程巩固治疗，以保证患者骨髓内肿瘤细胞降至最低负荷，减少移植后白血病复发。自体造血干细胞移植时，根据患者疾病及病情缓解程度在特定时期对患者大多采用大剂量化疗，再以粒细胞集落刺激因子（G-CSF）动员的方案。外周血造血干细胞均通过血细胞分离机采集，收集一定剂量的外周血造血干细胞，并在体外保存，放入 −80℃ 的冰箱或 −196℃ 液氮罐中，可保存数月至数年。当患者通过大剂量放（化）疗后，在最大程度杀伤肿瘤细胞的前体下，将预先保存的患者自己的造血干细胞，经静脉输注给患者本人，并在支持治疗下促进造血恢复，以此重新建立骨髓造血及免疫功能。

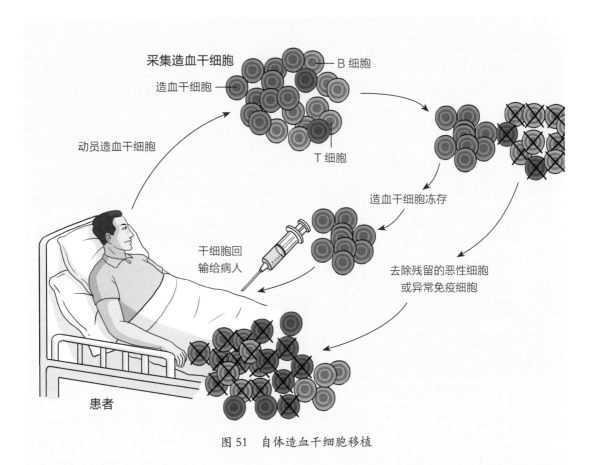

采集造血干细胞

造血干细胞

动员造血干细胞

B 细胞

T 细胞

造血干细胞冻存

干细胞回
输给病人

去除残留的恶性细胞
或异常免疫细胞

患者

图 51　自体造血干细胞移植

6. 什么是异基因造血干细胞移植

异基因造血干细胞移植，俗称换骨髓，是采集他人的骨髓或外周血中的造血干细胞，通过静脉回输到患有恶性血液肿瘤或骨髓衰竭患者体内，重建正常造血和免疫功能，进而发挥异体细胞抗肿瘤效应以治愈恶性肿瘤的方法。根据供者与患者是否有血缘关系，分为亲缘间供者造血干细胞移植和无血缘关系供者造血干细胞移植。无论哪一种异基因造血干细胞移植，均需要进行人白细胞抗原（HLA）检测。将患者与供者的 HLA-A、HLA-B、HLA-C、HLA-DR、HLA-DP 等位点进行匹配。父亲或母亲的两列 HLA 基因可随机分配给每一个子女。所以从理论上讲，父母和子女之间均为 HLA 半相合或称单倍体相合，而子女之间 1/4 为全相合，1/2 之间为半相合，1/4 之间为不相合。这里需要指出的是，在中国寻找到全相合供者的概率较小，因此，中国学者在中华骨髓库寻找合适供者的同时另辟蹊径，在单倍体（半相合）移植上做出了卓越的成就，单倍体相合移植不仅在数量上，而且在质量上均跃居世界先进行列，拥有国际发言权。

在回输供者造血干细胞时，患者体内植活的供者淋巴细胞会把患者自身的细胞当作异物进行攻击，产生移植物抗宿主病（GVHD）。此时，供者造血干细胞的主要 HLA 位点越符合，发生 GVHD 的概率越小。

7. 不同造血干细胞移植方式有何异同

（1）相同点：通过不同的方式采集造血干细胞并回输给患者，重新建立造血及免疫功能，以此达到杀伤肿瘤细胞治愈疾病的目的。

（2）不同点：

1）异基因造血干细胞移植：使用健康供者的造血干细胞，要求供者的人类白细胞抗原（HLA）与患者的 HLA 相匹配。造血干细胞供者可以是患者的直系或旁系亲属，也可以是非血缘关系的志愿者。移植后疾病复发率低，存在移植物抗肿瘤作用，但受供者限制，移植后可能会产生移植物抗宿主病，花费也较高。

2）自体造血干细胞移植：只有骨髓及血液里面没有肿瘤细胞污染的患者才具备做自体移植的基本条件；适用的人群较广，不受供者限制，不会产生移植物抗宿主病，花费相对较低。但植入的患者造血干细胞可能有肿瘤细胞污染，没有移植物抗肿瘤作用，移植后疾病复发率较高。

3）外周血造血干细胞移植：供者可以在清醒状态下采集，痛苦少，采集较方便，移植后造血恢复较快，但可能会把病毒传染给受者，移植后免疫相关的一些并发症较多。

4）骨髓造血干细胞移植：需在麻醉的状态下采集骨髓，给供者带来了一定的痛苦和不便。

5）脐血移植：脐带血实物入库，可快速查询，随时可取用，对供者无伤害，移植物抗宿主病发生率低且程度轻，但植入失败率较高，粒细胞和血小板植入时间较长，早期感染发生率高。

8. 哪些白血病患者适合做造血干细胞移植

（1）急性髓系白血病患者：成人患者，除急性早幼粒细胞白血病，一般在 CR1 期应进行造血干细胞移植。对于中、高危患者和所有化疗后复发的或初次诱导治疗失败的成年患者，应尽快进行造血干细胞移植。

（2）急性淋巴细胞白血病患者：①Ph（＋）的所有患者和Ph（－）的高危患者在CR1期都应考虑造血干细胞移植；②对于成人高危患者，30岁以下，化疗缓解后复发的、从未缓解过的患者。

（3）慢性粒细胞性白血病患者：根据患者疾病分期及药物是否耐受而定。如有HLA相合供者，造血干细胞移植是首选，尤其是年轻患者。但并不是所有患者都适合造血干细胞移植，因为并不是所有患者都能承受治疗的不良反应。有些患者如果有其他重大健康问题，也可能不符合移植的条件。然而，对于其中一些患者，降低强度的异基因造血干细胞移植可能是一种治疗选择。

医生在决定造血干细胞移植是否是最好的治疗方案时会考虑很多因素，例如：患者的一般健康和医疗状况、疾病的类型和阶段、以前的治疗情况、疾病对移植有反应的可能性、是否有合适的供体或者是否有能力使用患者自己的造血干细胞。然而，对于某些疾病和患者来说，有效的新药和新疗法可能是比造血干细胞移植更好的治疗选择。

9. 哪些健康人适合做造血干细胞移植供者

（1）年龄：适宜年龄为8~60岁，非亲缘供者要求18~55岁。

（2）首先符合异基因造血干细胞移植所需的HLA配型要求。

（3）健康体检评估可以耐受造血干细胞采集手术。

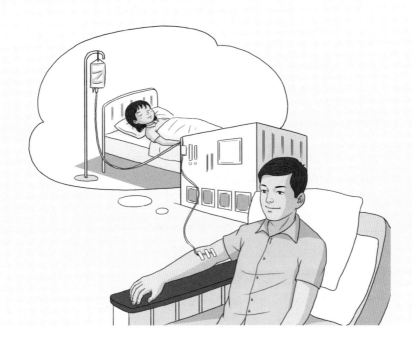

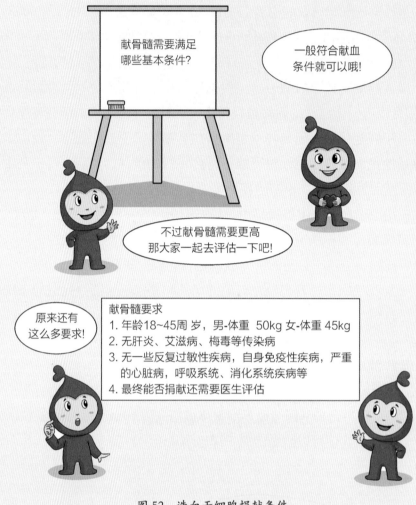

图 52　造血干细胞捐献条件

（4）不存在心、肝、肺、肾、脑等重大脏器损伤和精神类疾病。

（5）丙氨酸氨基转移酶（ALT）≤40U；乙型肝炎病毒表面抗原阴性；丙型肝炎病毒抗体阴性；艾滋病病毒抗体阴性；梅毒试验阴性。

（6）无肿瘤、传染病、遗传病、活动性感染。

（7）如有以下情况则不能捐献造血干细胞：

1）性病、艾滋病患者以及艾滋病病毒感染者。

2）乙肝、丙肝患者以及乙肝、丙肝病毒携带者。

3）过敏性疾病及反复发作过敏者。

4）各种结核病患者以及患自身免疫性疾病（如红斑狼疮、硬皮病等）者。

5）心血管疾病（如各种心脏病、高血压、心肌炎等）患者。

6）严重呼吸系统疾病及消化系统疾病患者。

7）血液病（如白血病、重症贫血等）患者。

8）做过重要器官切除手术者以及眼底有病变的高度近视者（800度以上）。

9）患有恶性肿瘤以及影响健康的良性肿瘤。

10）精神病患者以及内分泌疾病患者。

10. 你知道中华骨髓库吗

中华骨髓库是中国造血干细胞捐献者资料库的简称。它的前身是1992年经原卫生部批准建立的"中国非血缘关系骨髓移植供者资料检索库"，2001年，中国红十字会重新启动了建设资料库的工作。中央编办批准成立中国造血干细胞捐献者资料库管理中心，统一管理和规范开展志愿捐献者的宣传、组织、动员，HLA（白细胞抗原）分型，为患者检索配型相合的捐献者及提供移植相关服务等。

中华骨髓库全国共有31家省级管理中心，与国内20余家HLA组织配型实验室、6家HLA高分辨分型确认实验室、1家HLA质量控制实验室、7家脐血库及170余家采集/移植医院共同为造血干细胞志愿捐献者、血液病患者提供服务。截至2020年9月，中华骨髓库累计捐献造血干细胞突破10 000例。

人体内的造血干细胞具有很强的再生能力。正常情况下，人体各种细胞每天都在不断新陈代谢，进行着生成、衰老、死亡的循环往复，捐献造血干细胞后，骨髓加速造血，1~2周内，血液中的各种血细胞恢复到原来水平，因此，捐献造血干细胞不会影响健康。

11. 外周血造血干细胞如何动员

目前外周血造血干细胞已成为自体移植和异基因移植最常见的干细胞来源。正常生理条件下，外周血循环中有少量CD34+造血干细胞，但其浓度太低，无法满足移植所需。使用细胞动员剂，可以将造血干细胞从骨髓中动员至外周血中，从而满足移植所需要的细胞数量。目前常用的动员剂包括粒细胞集落刺激因子（G-CSF）和趋化因子受体抑制剂（plerixafor）。造血干细胞动员的情况可以因为动员剂的不同而有明显不同。G-CSF可用于自体移植和异基因移植的干细胞动员，常规剂量为10~15μg/kg供者体重，可以每日单次或者分两次皮下注射。在动员的第 4~5 天采集干细胞。plerixafor 目前应用于淋巴瘤和骨髓瘤自体移植的干细胞动员，使用后几个小时即可采集干细胞。干细胞动员开始后，每日监测外周血 CD34+ 细胞含量可以预测外周血干细胞产量。异基因移植所需达到的 CD34+ 细胞数量目前尚无统一定论，但常规动员所需要的 CD34+ 细胞的目标数量为（2~5）×10^6 细胞数 /kg 受者体重。对大部分成人受者，1~2 次单采分离将为成功植入提供充足的造血干细胞。

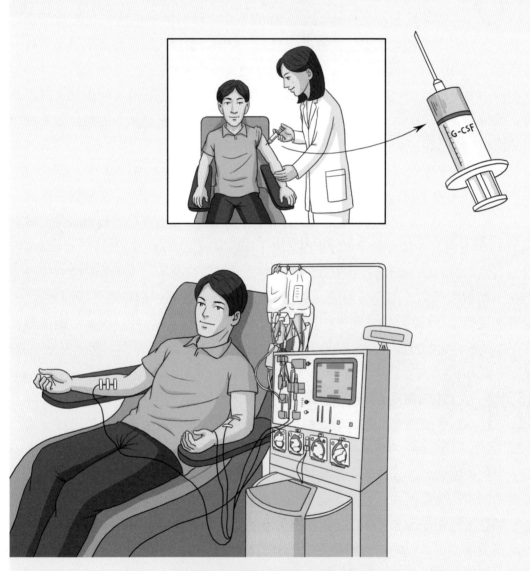

图 53　骨髓造血干细胞动员与采集

干细胞动员过程中常见的不良反应有骨痛，呈弥漫性，以脊柱、臀部、盆骨和肋骨处疼痛最明显，头痛也较常见。应用非甾体类抗炎药可缓解症状。G-CSF相关的其他不良反应还包括恶心呕吐、肌痛、疲劳、失眠和注射部位反应。plerixafor 相关的最常见的不良事件是胃肠道不适和注射部位反应。上述症状在停药后均可迅速缓解，通常不需要停药或减量。

12. 外周血造血干细胞如何采集

对于异基因造血干细胞移植而言，在移植当日采集供体的外周造血干细胞。自体移植的干细胞通常提前采集好冻存，于移植当日复苏后输注给患者。采集时，在手肘部静脉血管上穿刺，通过管道把血液引流到血细胞分离机中，再通过离心的方法对造血干细胞进行富集，其余的血液成分全部回输给供体，整个过程需要 4~6 小时。采集使用的管道是一次性、密闭、无菌的。采集次数一般根据移植受者的体重来确定。采集过程中，抗凝剂的使用可引起低钙血症，表现为口周麻木、感觉异常和手足抽筋等不适，这些症状可通过静脉补钙来改善。为促进血液从体内顺利引出，需要干细胞捐献者有节奏的用力做握拳或松拳的动作。干细胞采集过程中始终需要保持仰卧或高枕卧位姿势，无法翻身，尤其是无法随意活动针头所在的肢体，容易出现酸痛、倦怠感。此外在干细胞采集后常出现血小板减少，每次采集后血小板计数较采集前可下降 20%~30%，一般到采集后 3~4 天开始恢复。经历两次采集后，供者血小板计数可能会下降至 $100 \times 10^9/L$ 以下。采集结束拔针后，针眼需按压至少 20 分钟，注意观察针眼有无渗血，并保持针眼的干燥清洁，24 小时内不要擦洗针眼部位。采集后两天内不做重体力劳动和剧烈活动，扎过针的手臂当天不要用力伸展和提拉重物，以避免穿刺点的瘀青甚至肿痛。但即使出现上述症状，数日后也会自行消失。严重的不良反应极其罕见，迄今尚未发现捐献干细胞会对捐献者的长期健康有不良影响。由于捐献的造血干细胞只占人体干细胞总量的很少一部分，而且人体可以根据需要再生，所以完全不用担心对自身造血的影响。

13. 外周血造血干细胞移植的优缺点

相比于骨髓干细胞的采集，整个外周血干细胞的采集过程供者不需要进行骨穿、麻醉等操作，可以清醒而轻松地完成整个采集过程，创伤和失血量均明显小于骨髓干细胞的采集，采集后恢复也快；由于外周血造血干细胞的采集相对简便，可以根据所需干细胞数灵活地调整采集时间和采集次数；从总费用上考虑，外周血造血干细胞移植价格略低于骨髓干细胞移植。

对于患者（受者）来说，外周血干细胞的优点很多，相比于骨髓干细胞，外周血干细胞更容易移植活，而且移植后患者血象恢复更快，从而减少移植后感染和出血的风险。从长远来看，接受外周血造血干细胞移植的这部分患者，疾病复发的概率似乎更低。

有人会问外周血干细胞里面的淋巴细胞总量远远高于骨髓，那移植物抗宿主病（GVHD）的发生概率是不是会高很多？这个问题很关键，目前的研究结论认为，外周血干细胞移植并不增加急性 GVHD 的发生概率，但是其慢性 GVHD 的发生概率是高于骨髓造血干细胞移植的；另外，如果供体有乙型肝炎等可以通过血液传播的传染病，即使在做好预防措施的基础上，外周血干细胞移植后受体感染相同疾病的可能性依然高于骨髓干细胞移植，这两点是外周血干细胞移植的不足。

14. 骨髓造血干细胞捐献的步骤

首先要完善"配型"，只有达到至少"半相合"以上的匹配程度，才能进行下面的步骤；如果配型通过了，即进入"体检"步骤。该步骤主要是进行血常规、肝功能、肾功能等机体一般情况及结核、乙型肝炎、丙型肝炎等传染病的检测，同时要进行既往病史的采集，询问供体是否患有高血压、糖尿病或者存在药物过敏等等，一方面了解供体整体的健康状况，能否胜任后续的麻醉采髓过程，另一方面，也为医生选择最佳供体提供依据，同时，对一些有传染性疾病的供者进行预先药物处理，降低其将该传染病传递给受者的概率。上述两个步骤通过了，就正式成为"供骨髓者"。供者将被告知相关的捐赠程序和风险。同时需要签署知情同意书，表明同意并自愿成为捐赠者；等待医生的通知，在适当的时间办理入院。采集干细胞前的几天，供者需要注射一种帮助血液中获得更多造血干细胞的药物，该过程称为"干细胞动员"，部分供者可能会有暂时的肌肉或骨骼疼痛的感觉（多数为腰部和下肢），不用慌张，可遵医嘱服用相应的药物缓解疼痛；骨髓干细胞的采集需要在手术室中进行，供者麻醉后，医生会将一根特制的针头插入其臀部后方的骨头取出一些骨髓，术后该区域将用纱布覆盖。至此，骨髓干细胞捐献完毕。

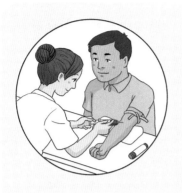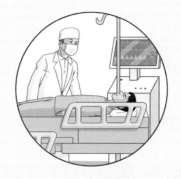

干细胞捐献
让生命延续

图 54　骨髓造血干细胞捐献步骤

15. 骨髓造血干细胞捐献的条件

哪些人能捐献骨髓，其实要求和献血相似。

（1）符合献血的条件：①年龄 18~50 周岁，男性体重≥50kg，女性体重≥45kg；②身体健康，经下列血液检查合格者，都可以成为造血干细胞捐献者。丙氨酸氨基转移酶（ALT）≤40 单位，乙型肝炎病毒表面抗原阴性；丙型肝炎病毒抗体阴性；艾滋病病毒抗体阴性；梅毒试验阴性。

（2）如有以下情况则不能捐献造血干细胞：长期或反复患有过敏性疾病；各种结核病患者以及自身免疫性疾病（如红斑狼疮、皮肌炎等）患者；心血管疾病（如各种心脏病、高血压、心肌炎等）患者；严重的呼吸系统疾病及消化系统疾病患者；血液病（如白血病、重症贫血等）患者；精神病患者以及内分泌疾病患者；做过重要器官切除手术者以及眼底有病变的高度近视者（800 度以上）；患有恶性肿瘤以及影响健康的良性肿瘤；但有些时候由于找不到合适的供者，供者年龄可以放宽到 55~60 岁，只要没有严重的心脑血管疾病亦可选择。但最重要的一点是必须在征得家人的同意和理解之后才能捐献，不然悔捐会给患者带来生命危险。

16. 骨髓造血干细胞移植的优缺点

造血干细胞移植统称干细胞移植，干细胞来源于骨髓的叫骨髓干细胞移植，来源于外周血的叫外周血干细胞移植。随着移植预处理方案的改进和对移植后并发症的处理经验的积累，外周血干细胞移植的占比越来越高，但骨髓干细胞移植仍然不可被取代，甚至有时候需要两个一起使用。与外周血干细胞移植相比骨髓干细胞移植有不少优点，比如：移植后急慢性移植抗宿主病发生率低，提供干细胞同时还能提供骨髓基质细胞改善造血微环境，尤其对于再生障碍性贫血患者更有益处。缺点是捐献骨髓的供者需要全身麻醉，手术前一天晚上需要禁食禁水，术后 24 小时会有恶心呕吐等不适。采集骨髓后患者需要静养休息一段时间再进行重体力劳动。至今没有因采集干细胞引起对捐献者伤害的报道，因此为了至亲这点痛苦和损失应该是可以接受的。

17. 造血干细胞移植后常见的并发症有哪些

造血干细胞移植后常见的并发症包括感染、移植物抗宿主病、肝小静脉闭塞病、出血性膀胱炎以及移植相关的血栓性微血管病等。具体如下：

（1）感染：移植后的患者免疫力较为低下，容易遭受细菌、真菌、病毒等多种病原体的侵害，我们把这种疾病状态称为感染。患者感染后，会出现发热、头晕、头痛、乏力等相关症状，需要及时治疗。

（2）移植物抗宿主病：患者在接受造血干细胞移植后，机体会对进入身体的外来物质产生抵抗，我们把这种现象称为排异反应，从而对患者的皮肤、肝脏以及胃肠道等器官造成损伤，医学上把这种疾病状态称为移植物抗宿主病。

（3）肝小静脉闭塞病：是造血干细胞移植后，患者肝脏小静脉管腔狭窄、广泛闭塞，甚至引起肝细胞坏死、纤维化的一种血管疾病。患者往往会出现腹水、皮肤黄染、腹痛等症状，需要及时治疗。

（4）出血性膀胱炎：出血性膀胱炎一般是指膀胱内的急性或慢性弥漫性出血，多由移植后病毒感染所致，患者会出现尿血和尿痛等症状。

（5）移植相关的血栓性微血管病：移植后患者由于多种原因出现内皮细胞损伤，进一步诱发多器官的微血管血栓形成，是移植后一组严重的并发症。

18. 造血干细胞移植后疾病复发该怎么办

若出现了造血干细胞移植后复发，患者也不必过于紧张，应该冷静下来，及时就医，重新完善骨髓形态、流式免疫、染色体、分子生物学等检测，对疾病的状态有个完善的评估。然后根据医生的建议进行相应的治疗。可以采用撤停免疫抑制剂、供体淋巴细胞输注、化疗、二次移植等方法进行干预，近年来针对血液恶性肿瘤的新药和新的治疗方法也不断被研发出来，例如针对血液恶性肿瘤相关靶点的新型单克隆抗体、CAR-T 治疗方案。若患者移植后出现了复发，完全可以尝试这些新的治疗方法，同样有机会获得长期的缓解。所以，对于移植后疾病复发的患者，最重要的还是及时就诊，遵照医生的方案进行治疗。

（沈建平　邓姝　韩悦　戚嘉乾）

十三、白血病患者的康复

1. 白血病患者要忌口吗

白血病是造血系统恶性肿瘤之一，肿瘤有代谢快、高消耗等特点，因此营养支持对于白血病患者来说不可或缺。在白血病患者治疗期间，没有绝对忌口的食物，但为了避免患者进食不当引起某些并发症，日常饮食中需要注意以下几点：

（1）避免进食生冷隔夜或变质的饮食，食材要新鲜，并且煮熟煮透，减少胃肠道摄入致病菌发生感染的机会，注意饮食的卫生。

（2）避免食用油炸、坚硬、带刺的食品，如鱼肉应尽量去骨去刺以防硬质食物刺破黏膜引起出血，或导致黏膜溃疡，继发局部的感染或者胃肠道出血。

（3）应用培门冬酶类药物治疗期间易引起急性胰腺炎，患者用药一周内勿进食荤食以及油腻食物，如有腹部疼痛等不适及时告知医生。

（4）进食新鲜的蔬菜，尤其注意补充富有纤维素的食品，保持排便通畅，防止便秘导致痔疮加重或诱发肛裂，增加局部感染的机会。

（5）患者在化疗期间会感觉恶心、呕吐、食欲缺乏等胃肠道不适，进食时避免辛辣刺激饮食。最好选择低盐低脂、优质蛋白饮食，富含高热量易于消化的食品。

（6）新鲜水果必须洗净、削皮后再食用。

（7）如患者合并其他基础疾病、需要控制饮食仍需注意，例如糖尿病患者注意控制糖分摄入、尿酸高者进食低嘌呤饮食等。

2. 白血病患者可以正常学习、工作吗

急性白血病主要分为急性髓系白血病和急性淋巴细胞白血病，由于疾病进展迅速，确诊后需要立即暂停学习和工作，到医院接受治疗。通常治疗的手段包括化疗和/或骨髓移植，需要充分的休息，不建议在此期间进行正常工作和学习。在化疗间期，血象及身体允许的情况下，可以安排轻度适量的工作及学习。当整个治疗周期结束，并且疾病得到完全控制后，患者可以开始慢慢恢

复正常的工作和学习，定期到医院随访。

慢性白血病分为慢性髓系白血病和慢性淋巴细胞白血病。慢性髓系白血病的患者通常口服抑制 *BCR-ABL* 基因的靶向药控制疾病，就像高血压、糖尿病患者服用药物控制病情一样，基本不影响正常学习和工作。慢性淋巴细胞白血病的早期患者通常不需要治疗，只需定期来医院随访。如果出现严重贫血、出血及感染，需要根据采取的治疗方案决定是否能够正常学习和工作，不建议过度劳累，超过身体的承受能力。

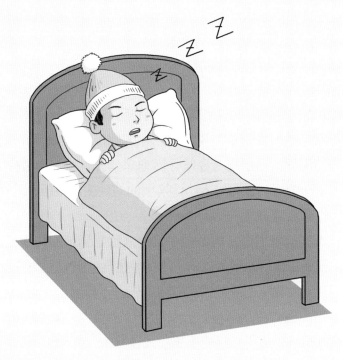

图 55　保证充足睡眠

3. 白血病患者可以进行体育锻炼吗

急性白血病患者在诱导治疗以及巩固强化治疗期间通常需要住院治疗，会有 1~3 周粒细胞缺乏、血小板低下的时期，在这个时间段，极易出现贫血、出血、感染等并发症，不建议患者进行体育锻炼。但患者在疾病得到控制，达到完全缓解、出院之后可进行适当的体育锻炼。适量的体育锻炼对于患者各项机体功能恢复有益，在运动中要遵循不损害自己的原则，同时达到锻炼的目的。需要注意以下几点：

（1）场地的选择：白血病患者恢复初期可量力而行，床边运动或户内散步为佳，同时注意室内通风。户外活动要注意防受凉和感染等，尽量避免去人多的地方运动，戴好口罩，避免交叉感染。

（2）循序渐进：运动量不可太大，起初每天可运动 2~3 次，无不适感则可逐渐增加运动时间及运动频次。但运动后，要好好保养，注意补水、吸汗。运动量总的原则是以养为主，量力而行，循序渐进。

（3）锻炼的方式：以较为缓和的运动方式开始，逐渐增加对全身肌肉、心肺功能的锻炼，比如健步走、动作幅度不宜太大的健身操或广场舞、太极拳、八段锦、五禽戏等，都是非常适宜的锻炼方式，以运动后无特殊不适为首要原则。

4. 白血病患者可以有性生活吗

性生活是人的正常生理需求，是夫妻生活的重要组成部分，也是人类生存和繁衍的需要，因此白血病患者同样可以过正常人的性生活。

但白血病患者在疾病尚未得到控制、化疗期间以及化疗后骨髓抑制期尽量暂缓性生活。因为这期间白血病患者经常伴随血象偏低，常伴有发热、贫血和出血等症状。性生活是一个消耗体力的运动，这期间的性生活可能会加重感染和出血，严重的还会引起生命危险。

血常规大致正常的急性白血病患者在化疗间歇期和长期口服靶向药物且疾病处于稳定状态的慢性白血病患者可以有适当的性生活，但是需要注意以下三点：

（1）量力而行，需要根据身体情况适度进行，不能过于疲劳。

（2）注意卫生，避免感染。

（3）注意合理避孕，应用外用避孕工具为佳。

5. 白血病患者可以怀孕吗

白血病患者在病情进展期间或者是治疗期间是不宜怀孕的，因为白血病患者通常要使用化疗药物进行治疗，化疗药物对精子、卵子及胚胎有毒性，可能导致流产或者胎儿畸形。白血病患者抵抗力差并且常常有血小板低，流产或者清宫很容易造成宫腔感染或者不可控制的出血。此外，白血病患者的并发症如贫血、出血和感染会对胎儿有影响，抗感染所用的抗生素也有致畸和导致流产的不良反应。因此，白血病患者应做好严格避孕，安心治病，尽早战胜病魔。

那么，白血病治愈后是否可以怀孕呢？

由于白血病本身遗传的概率非常低，家族性发病的情况很少见，不必过分担忧遗传给下一代。但化疗药物对生育功能是有影响的，容易引起男性睾丸萎缩，精子减少，女性卵巢功能受损，子宫内膜增生低下，造成不孕不育。一般在化疗停止后，至少需要 2 年的时间，生殖功能才能恢复。因此，既往接受过化疗药物治疗的患者，为了本人及孩子未来的健康，应做到优生优育，不宜过早生育。但是完全可以把生育提上日程，待准备充足，在身体允许的情况下可以生育后代。

6. 白血病患者化疗后脱发会康复吗

白血病患者接受化疗时经常会面临脱发的困扰，可能会严重影响正常工作和生活，有人将化疗脱发称之为心灵上的二次伤害。但其实脱发是可逆的，了解脱发的原因及防治方法，可以缓解这种焦虑。

（1）化疗药物为什么会引起脱发？化疗药物在杀伤癌细胞的同时，也对正常细胞产生不同程度的损伤。肿瘤患者通常第一次化疗后 2~3 周发生脱发，2 个月达高峰。

（2）哪些化疗药物容易引起脱发？脱发的程度与使用药物的种类、剂量、方法有关，除了脱发，身体其他部位体毛如腋毛、阴毛、睫毛、眉毛也会脱落。引起脱发的常见药物有环磷酰胺、紫杉醇、氟尿嘧啶、柔红霉素、顺铂、阿糖胞苷等。

（3）化疗引起脱发会再长出来吗？当然会长出来，而且长得更浓密！化疗引起脱发是可逆的，一般化疗结束后 1 个月开始长头发，约半年长成短发，新生头发乌黑浓密，但发质变软。

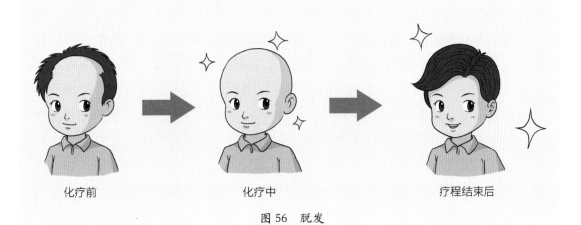

化疗前　　　　　　　　　化疗中　　　　　　　　　疗程结束后

图 56　脱发

（4）如何防治化疗脱发？向医护人员了解脱发的相关知识，和病友交流，充分认识脱发，降低脱发害怕心理；剪短头发，使用钝齿木梳，勿用力牵拉头发，避免染发、烫发；佩戴帽子或假发，必要时化妆美容支持如画眉毛等；也可以采用头皮低温治疗或用中药洗剂防止脱发。

7. 白血病患者口腔溃疡怎么办

血液病患者接受治疗时容易出现口腔黏膜的损伤，产生口腔溃疡及口腔黏膜炎。对口腔溃疡及口腔黏膜炎主要采取预防为主的策略。注意口腔卫生，进食后注意漱口，刷牙时用软毛刷，少佩戴假牙，多饮水，保持口腔湿润。食物以软食为主，避免生冷、油炸、刺激性、过热、过硬、酸性食物。若发生了口腔溃疡，局部可以喷西瓜霜喷剂及康复新等促进溃疡愈合。同时选用医用的漱口液漱口，清洁口腔。溃疡疼痛严重时可选用含利多卡因的漱口液缓解疼痛。若出现严重感染，应留取口腔、咽部或血液标本进行病原学检查，并给予抗感染治疗。

8. 白血病患者出现出血症状怎么办

急性白血病的诱导期，由于白血病细胞在骨髓中大量增殖，正常造血功能遭到破坏，患者在疾病的早期就可出现皮肤黏膜甚至内脏出血。诱导期及化疗期间，血小板低于 $20 \times 10^9 / L$，即有自发性出血的风险。防治出血，重在预防，应输注血小板至安全范围。患者需绝对卧床，避免碰撞和外伤。不用手搔抓皮肤，以免引起出血及感染。饮食为软烂容易消化的食物，保持大便通畅，如有大便困难可予以开塞露或其他润肠通便药物治疗。密切关注皮肤、口腔黏膜等是否有出血表现，以及大小便的颜色。

如患者皮肤损伤后难以止血，应停止局部活动，压迫止血；鼻出血的患者可使用棉球填塞止血。肺出血表现为咯血，痰中带血，咯血的患者可以采取头低脚高体位，尽量咳出血液，避免流入支气管和肺。消化道出血表现为呕血、解血便及黑便。轻度出血的患者可以进食流质、冷流质饮食，如出血严重需暂停进食，让胃肠道充分休息。急性白血病并发 DIC 可引起严重或广泛出血，常表现为内脏、肌肉出血或软组织血肿。除血常规外，应同时检测血凝常规，如有异常，及时输注血小板、新鲜冰冻血浆、冷沉淀等纠正血凝异常，及时治疗原发病等。

9. 白血病患者发热怎么办

发热是白血病患者最常见的症状之一，在白血病发生、发展及治疗的过程中均可出现，根据发病原因粗略可以划分为以下三种情况：

（1）白血病本身：体内白血病细胞的大量增殖过程中，机体基础代谢率提升以及肿瘤细胞刺激体内致热因子产生，从而导致发热。这类发热称为肿瘤热，一般不超过 38.5℃，多见于起病期或复发、进展期，可以通过退热药对症治疗，但只有及时控制肿瘤本身才能起到根本作用。

（2）继发感染：白血病患者由于疾病本身、免疫抑制剂使用、化疗后所致的骨髓抑制等原因，正常中性粒细胞或淋巴细胞的数量、功能明显缺乏，导致机体免疫功能的恶化，极易被各种病原微生物侵犯，继发感染，常表现为黏膜炎、肺炎、脓肿甚至败血症。感染所致发热往往体温较高，应高度重视，及时就诊，予以强有效的抗生素治疗。如预期粒细胞缺乏较久，可提前使用药物预防感染。

（3）药物及血制品：白血病治疗过程中会应用到很多药物及血液制品，也可能会导致发热，原因包括药物本身及过敏反应、输液反应、细胞因子风暴等。最常见的如化疗药物类：阿糖胞苷、门冬酰胺酶等；细胞因子类：干扰素、白介素等；单抗类：利妥昔单抗、PD-1 单抗等；免疫治疗：CAR-T 细胞治疗等。药物及治疗所致的发热往往是一过性的，严重的情况需要对症退热、抗过敏甚至停药及特殊处理方可缓解。

10. 白血病患者及其家属应该掌握哪些生活护理常识

白血病患者日常生活护理中，要注意以下几个方面：

（1）静脉导管：白血病患者化疗期间，长期留置导管且需居家护理的有：经外周置入的中心静脉导管（PICC）、输液港（PORT）。导管需定时维护，PICC 每 7 天维护一次，PORT 每 28 天维护一次，维护时间只可提前不可延后。当导管原因引起发热、感染、堵塞等现象时应及时就诊。

（2）预防跌倒：化疗后患者易发生跌倒，因此在改变体位时动作要缓慢，千万不可突然坐起或站立，防止体位性低血压。可遵循"3 个半分钟"起床方法：醒后在床上躺半分钟，然后坐起半分钟，双脚下垂到床下半分钟后站起行走。建议穿防滑鞋子，服用特殊药物或感到头晕时尽量不要独立下床行走。

（3）正确佩戴口罩：白血病患者化疗期间建议佩戴口罩，最好选用一次性使用口罩，并定时更换（持续佩戴每 4 小时更换一次），佩戴时将口罩横贴在脸部口

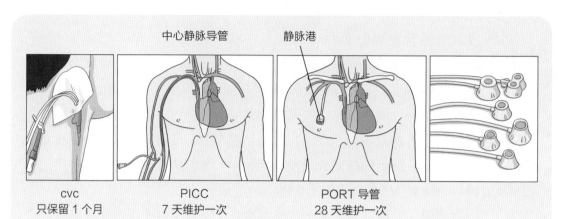

CVC：中心静脉导管　PICC：经外周置入的中心静脉导管　PORT：静脉输液港

图 57　中心静脉导管

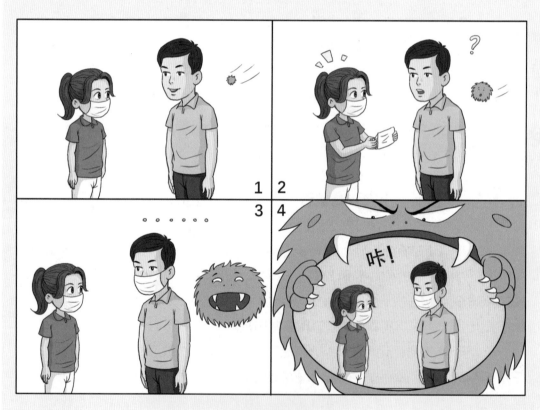

图 58　戴口罩

鼻上，用双手将两端的绳子挂在耳朵上，口罩要完全覆盖口鼻和下巴，最后用双手的食指压紧鼻梁两侧的金属条，使口罩上端能够紧贴鼻梁。

（4）做好手卫生：手是传播疾病的主要途径之一，所以要做好手卫生，对白血病患者来说尤为重要。不仅是患者，还包括接触患者的家属，都需经常清洗双手，并且有效洗手，防止病从口入。

11. 白血病患者如何进行监测

白血病患者在整个诊疗过程中除治疗外，疾病的监测非常重要，密切的监测有利于患者疾病的有效控制，早期发现疾病复发并及时干预。

急性白血病治疗过程中，建议患者在每个治疗周期前监测疾病状态，包括血常规、骨髓细胞学检查，微小残留病灶（MRD）、WT1 基因等检测，来了解疾病达到深度缓解、完全缓解（CR）、部分缓解（PR）还是治疗无效。有些特殊类型的白血病，例如急性早幼粒细胞白血病、Ph 阳性的急性淋巴细胞白血病等，存在明确分子遗传学改变的患者，还可以通过 PCR 荧光定量检测分子遗传学反应。如果白血病监测没有达到理想治疗效果或缓解后复发，在有合适的供体前提下应积极采取异基因造血干细胞移植。

慢性粒细胞白血病首选治疗为酪氨酸激酶抑制剂（TKI），治疗期间应定期监测血液学、细胞及分子遗传学反应，其中细胞学反应一般采用 FISH 检测，而分子遗传学反应则采用 PCR 荧光定量检测 BCR-ABL 转录水平。治疗反应分为最佳反应、次佳反应及治疗失败，治疗反应次佳及失败的患者，需评估患者的身体状况、治疗依从性、药物耐受性、BCR-ABL 激酶区突变等情况，来选择更换 TKI 的种类或进行异基因造血干细胞移植。若存在 T315I 激酶区突变的则首选移植治疗。

12. 白血病患者可以看中医服中药吗

白血病患者当然可以看中医和服中药，但是，需要理性看待中医中药在白血病治疗中的作用。

中医学中虽然没有"白血病"这一病名，但根据白血病证候特征，有关白血病的证候、治法、调护等丰富内容散见于中医的古籍中。中医学提倡的整体观念，辨证论治至今指导着临床治疗。部分中成药也在白血病临床治疗中被广泛运用。急性早幼粒细胞白血病曾是最致命的癌症之一。王振义等人率先采用全反式维 A

酸和三氧化二砷（即砒霜）的综合治疗方法，使 90% 的患者有效治愈，这是中西医结合治疗的典范之一。中医中药在白血病的不同阶段起到不同的作用，早期可配合化疗减毒增效，后期可扶正固本，防止复发。

在看中医服中药的过程中，我们需要避免两个倾向：一是片面、过度地夸大中医中药的作用，放大现代医学化疗药物等的不良反应，长期口服中药不做规律随访等；二是对中医中药采取全然不信全盘放弃的态度，对中药配合化疗减毒增效的作用认识不到。

我们建议患者到正规、有经验的中医师处就诊，中医师会根据患者西医治疗的不同过程，四诊合参，辨证施治，根据临床表里、寒热、虚实等证候表现，因人制宜，选择合适的方药，而且要求患者定期随访，根据证候的变化，及时调整处方。患者不可道听途说，在没有任何医疗知识基础的情况下，自己从互联网等搜罗"古方""奇方""偏方"，这种做法只能耽误治疗的最佳时机，从而导致病情加重！

13. 白血病患者有哪些途径可以获得相关科普知识

俗话说得好"知己知彼，百战不殆"。对白血病有初步的了解，积极配合治疗有利于疾病的康复。我们鼓励患者和家属勇敢地面对疾病，从正规途径了解疾病相关知识，积极主动地寻求专业咨询和指导。获得科普知识可通过以下途径：

（1）白血病科普书籍。

（2）国内网站科普知识。

（3）网上就诊服务。

（4）微信公众号，如中国血液病病友会白血病病友会等。

（5）国外网站：如果英文比较好，可以通过：NCCN guidelines for patients，Uptodate-Patient education，European Leukemia Net-patients 等网站了解白血病的诊治和移植等科普知识。

14. 如何关注白血病患者的心理健康

白血病的治疗是一个漫长的过程，反复的化疗、营养支持、抗感染等均产生不少的医疗费用。白血病患者出现抑郁的状况高于健康人群，如不及时干预，可能影响患者的治疗、预后，对家庭造成很大的打击。

患者及家属应该重视心理健康，如患者有情绪问题应该要注意进行心理干预。心理干预方法包括个体治疗、团体治疗和家庭治疗。

（1）个体治疗：可以求助专业的心理医生，以心理支持为主，帮助患者缓解和消除情绪应激，鼓励宣泄表达不良情绪，指导其进行自我放松训练；帮助患者认识疾病，配合治疗。

（2）团体治疗：可以与病友组成患者群，定期组织娱乐活动，丰富平时的业余生活，同时互相分享抗肿瘤的经验与心得，互相鼓励。

（3）家庭治疗：成人白血病患者应激效应更强烈，从原本身强力壮的家庭顶梁柱变成为患者，社会角色急剧转变，部分患者悲观绝望或一蹶不振，此时，社会和家庭的支持显得尤为重要。患者家属要多给患者以支持，用心学习正确合理的情感表达，根据患者的身体状况重新分配家庭的任务，寻找新的应对方式，既能让患者有家庭责任感和归属感，又能兼顾目前体能下降的真实情况。

（梁爱斌　修冰）

图书在版编目（CIP）数据

白血病 / 张晓辉主编 . —北京：人民卫生出版社，
2023.1
（肿瘤科普百科丛书）
ISBN 978-7-117-33213-2

Ⅰ. ①白… Ⅱ. ①张… Ⅲ. ①白血病－普及读物
Ⅳ. ①R733.7-49

中国版本图书馆 CIP 数据核字（2022）第 102111 号

人卫智网　www.ipmph.com　医学教育、学术、考试、健康，
　　　　　　　　　　　　　　购书智慧智能综合服务平台
人卫官网　www.pmph.com　人卫官方资讯发布平台

肿瘤科普百科丛书——白血病
Zhongliu Kepu Baike Congshu——Baixuebing

主　　编　张晓辉
出版发行　人民卫生出版社（中继线 010-59780011）
地　　址　北京市朝阳区潘家园南里 19 号
邮　　编　100021
E - mail　pmph @ pmph.com
购书热线　010-59787592　010-59787584　010-65264830
印　　刷　北京盛通印刷股份有限公司
经　　销　新华书店
开　　本　787×1092　1/16　印张：9
字　　数　156 千字
版　　次　2023 年 1 月第 1 版
印　　次　2023 年 1 月第 1 次印刷
标准书号　ISBN 978-7-117-33213-2
定　　价　49.00 元

52检